Das Buch

Viele Menschen verbinden Angst mit Schwäche.

Kristiane Allert-Wybranietz spricht offen über die vielen Gesichter ihrer Erlebnisse mit Ängsten. Sie beschreibt unterschiedliche Formen der Angst, wie zum Beispiel die Klaustrophobie (Angst vor dem Aufenthalt in geschlossenen Räumen), die Agoraphobie (Platzangst beim Überqueren freier Plätze) oder die Flugangst. Auch die immer häufiger diagnostizierte Angst vor der Angst macht sie zum Thema.

Die Autorin erzählt aus eigener Erfahrung, und sie gibt dem Leser wichtige Tips, wie er seine Ängste bewältigen kann, um neues Selbstvertrauen zu gewinnen und wieder Freude am Leben zu finden.

Dieses Buch macht Betroffenen Mut, weiterzugehen und die Selbstachtung zu wahren. Es beschreibt Angstreaktionen als Aufruf der Seele, das eigene Leben in eine selbstbestimmte Richtung zu verändern.

Die Autorin

Kristiane Allert-Wybranietz wurde 1955 in Obernkirchen (Niedersachsen) geboren und lebt in Auetal-Rolfshagen im Kreis Schaumburg.

Mit ihren Verschenktexten wurde sie zur erfolgreichsten Poetin der achtziger Jahre.

Im Wilhelm Heyne Verlag sind sieben dieser schönen Bände erschienen und lieferbar.

Kristiane Allert-Wybranietz

Angst ist nicht Schwäche

Erfahrungen und Ratschläge
einer Betroffenen

WILHELM HEYNE VERLAG
MÜNCHEN

HEYNE ALLGEMEINE REIHE
Nr. 01/10556

Hinweis: Es wird den Lesern geraten, sich an eine qualifizierte Gesundheitsberatung oder -fürsorge zu wenden, bevor sie auf der Basis des in diesem Buch enthaltenen Materials handeln. Jede Frage zu Symptomen, ob allgemeiner oder spezifischer Art, sollte an qualifizierte medizinische Fachleute gerichtet werden. Die in diesem Buch geäußerten Meinungen sind die der Autorin. Das Buch enthält ausschließlich Informationen, die bis zum Zeitpunkt der ersten Drucklegung zugänglich waren. Die Autorin, die Berater und der Verlag sind keiner Person oder Firma gegenüber verantwortlich oder haftbar, sofern diese irgendeinen Verlust oder Schaden erleiden, der durch die in diesem Buch enthaltenen Informationen direkt oder indirekt verursacht wurde.

Umwelthinweis:
Das Buch wurde auf
chlor- und säurefreiem Papier gedruckt.

Printed in Danmark 1998
Umschlagillustration: Premium/Valder/Tormey/Düsseldorf
Umschlaggestaltung: Atelier Ingrid Schütz, München
Satz: Kort Satz GmbH, München
Druck und Bindung: Nørhaven, Viborg

ISBN 3-453-13141-X

Inhalt

Unsere Probleme können nicht auf derselben Denkebene gelöst werden, auf der wir sie erschaffen haben.

ALBERT EINSTEIN

Mein Dank geht an alle,
die mich früher oder später ermutigten
oder herausforderten,
mich auf das Leben einzulassen,
trotz Angst!

Vorbemerkung

Als ich es endlich bemerkte, wurde ich wütend über mich und mußte mich der Tatsache stellen, daß ich bei der Arbeit an diesem Buch einen meiner uralten Fehler begangen hatte, ohne mir dessen bewußt zu sein: **Ich wollte es mal wieder jedem recht machen. Wollte allem gerecht werden.**

Ich war verunsichert, ob die gewählten Formulierungen, die gemachten Aussagen und aufgestellten Behauptungen von jedermann richtig verstanden würden.

Zahlreiche Gespräche mit Freunden und Bekannten, Fachleuten und Lektoren, gleichzusetzen mit ebenso zahlreichen Auffassungen und Bedenken, gossen Wasser auf meine Zweifelsmühlen, und ich wurde immer unsicherer.

Ich wälzte medizinische Fachliteratur, besorgte mir die neuesten Berichte aus der Angstforschung, las mich in die Hauptströmungen der Psychotherapien ein und führte mit vielen, sehr unterschiedlichen Menschen Gespräche über Angst.

Das Ergebnis war ein bunter Strauß an Warnungen, Mahnungen, Bedenken und Einschränkungen:

- Werde nicht zu wissenschaftlich!
- Philosophische Aspekte der Angst (die mich mittlerweile sehr interessieren!) solltest du nicht berücksichtigen.
- Medizinische und biochemische Vorgänge, die bei Angststörungen eine wichtige Rolle spielen, mußt du korrekt darstellen.
- Die verschiedenen therapeutischen Ansätze müßtest du erläutern!
- Über die Gesellschaft solltest du aber nicht schreiben!
- Du mußt klar darstellen, daß du keine Definitionen, sondern nur eigene Erkenntnisse zu bieten hast!

Besonderen Raum eingenommen haben Diskussionen um eine geeignete Terminologie, also um die Ausdrücke, die ich verwenden sollte, könnte, müßte...

Ich schrieb das Manuskript um, schob hin und her, tauschte Formulierungen aus, strich Passagen, setzte sie wieder ein. Als ich den sechsten Entwurf einer Gliederung wieder verwarf, gab es nicht ganz ernst zu nehmende Tendenzen, das Manuskript in den Ofen zu stecken oder es zum Altpapier zu geben. Ich war ständig versucht, die einzelnen Kapitel um weitere Aspekte, die immer wieder auftauchten, zu erweitern.

Was mein Lebenspartner und ein sehr naher Freund mir dazu sagten, hörte sich mittlerweile so an:

U: Ich finde es nicht besonders toll, wenn du dich aufschwingst zu einem ›Ich weiß, wie das alles zusammenhängt‹. Du meinst aber doch nur deine Erkenntnis, die du aus vielen Fakten gezogen hast.

V: Bin ich froh, wenn das Manuskript aus dem Haus ist! Ich habe dir immer gesagt, daß du DEIN Buch schreiben sollst. Und vor allem, daß du so schreibst, wie du das empfindest. Davon bist du total weg, und das ist auch der Grund, warum du nun Schwierigkeiten hast.

Dieses ganze Hickhack, in dem du jetzt steckst, kam doch erst, nachdem andere Leute Beurteilungen zu deinem Manuskript abgegeben haben.

Du mußtest dich natürlich informieren und mit 1000 Leuten reden und 1000 Briefe schreiben und was weiß ich alles, und dann bringen dich 1000 Leute und 1000 Briefe 1000mal durcheinander.

Im Endeffekt sind wir jetzt wieder da, wovon wir am Anfang ausgegangen sind: nämlich, daß du deine Erfahrungen und Erkenntnisse mit Angst schildern solltest und nicht meinst, daß du alles, was über Angst je gesagt wurde, hervorkramen und berücksichtigen mußt.

Udo stimmt zu. Ein doppeltes JA. Und, da ist sie ja schon wieder sie selbst: Kristiane, die an sich selbst den Anspruch erhebt, sie müsse immer alles wasserdicht machen.

V: Ich denke, es geht darum, daß Leute, denen es ähnlich geht wie dir, verstehen, was da mit ihnen passiert, und versuchen, damit irgendwie umzugehen... und daß diejenigen, mit denen sie zusammenleben, verstehen können, worum es da geht. Daß die nicht sagen: ›Ey, hör auf zu spinnen‹ oder so, sondern, daß die Betroffenen etwas in der Hand haben und sagen können: ›Hier, paß auf, so und so geht es mir.‹ Du bist doch in der Lage, es so zu schreiben, daß man es auch verstehen kann. Laß dieses Querdenken raus, sonst wird es zu kompliziert!

U: Ich denke, es ist wichtig zu erzählen, daß du für dich entscheidest, z. B. keine Therapie mehr machen zu wollen. Oder auch zu erzählen, wie du dich überhaupt um deine Ängste gekümmert hast.

Es gibt Leute, die vom Lesen vieler Bücher zum Thema Angst frustriert sind, weil sie sie nicht weitergebracht haben. Also deine Erkenntnisse, mit deinen Erfahrungen zusammen, müßten eigentlich dieses Buch ausmachen.

Wo ist in dem Manuskript die Kristiane, die zittert, die im Auto immer kleiner wird, je höher die Geschwindigkeit geht, die sprudelnde Quellen in den Händen hat, wenn das Flugzeug landet? Du mußt diese Dramatik der Anfälle schildern, da es viele Leute gibt, die diese Panik auch kennen und über die andere gelacht haben.

Nach solchen Gesprächen mit Volker und Udo wurde mir immer wieder deutlich, daß ich es beim Thema ANGST nicht allen recht machen kann; und das soll auch nicht mein Ziel sein.

Jetzt habe ich den Mut, meine subjektiven Erfahrungen und Ansichten über Angst darzustellen. Jetzt ist mir das Buch wieder vertraut.

Zu diesem Buch

Die Situation, während ich dieses Buch zu Ende schreibe oder Wie ich aus einer Bronchitis Lungenkrebs und andere schwere Krankheiten machte

Es ist kurz vor Ostern. Seit 14 Tagen trage ich mich mit dem Gedanken, dieses Buch nun endlich zu Ende bringen zu müssen.

In und an unserem Haus wird gearbeitet, Wände werden niedergerissen, Beton wird eingebracht, der Garten wird frühlingsfit gemacht. Überall Zement, Staub und Dreck, allgegenwärtig das Kreischen von Sägen, das Sirren von Feinbohrern und der durchdringende Schüttelsound einer riesigen Bohrmaschine.

Marc aus Amerika ist gekommen und befestigt seine Bronzeskulpturen auf Steinen und Holzstelen. Er bereitet alles vor, um sie auf seiner Ausstellung in Hannover präsentieren zu können. Volker hat Hilfe bei den Bauarbeiten. Das Haus ist schwirrend voll, und ich bin mittendrin: Katzenfüttern, Hundefüttern, Ziegenfüttern. Mittags haben die Jungs Hunger. Nur gut, daß sie ohne Murren meine »kulinarischen Höhenflüge« vertilgen.

Sand und Zement knirscht unter den Sohlen. Das Niederreißen der Wände hat alles mit einer feinen Staubschicht belegt: Fensterbänke, Blumenvasen, meine Bücher und sogar die Pampelmusen in der Küche.

Das ist kein Klagelied, denn ich freue mich ja über die neue Weite, das Licht, das dieser Umbau in den vorher so deprimierend dunklen Flur bringt.

Kurzum, ich koche und fege, wische und heize, stopfe Tapeten in Müllbeutel, zupfe hier im Garten, grabe dort. Ich ignoriere die eingehende Post, ärgere mich über meine Verlage, berate bei der Präsentation der Skulpturen, ich telefoniere, organisiere, mache und tue.

... und bekomme jetzt auch noch eine heftige Bronchitis.

Nichts Exklusives, denn – wo ich auch hinhöre, derzeit hat jeder Bronchitis.

Mit alldem gehe ich völlig falsch um. Wenn mich die Hustenanfälle schütteln, verkrampfe ich mich. Der Schleim wird immer nur an- und nicht abgehustet. Der Kloß im Hals, das altvertraute Symptom, stellt sich ein. Ich werde nervös. Immer noch bin ich mit den Abschlußarbeiten an meinem Buch nicht weitergekommen. Ein bißchen hier, ein bißchen da. Aber nicht so, wie ich mir immer einen professionellen Autor vorstellte: konzentriert, ruhig und gelassen. Ich finde in diesem Spektakel keine Konzentration. Ich bin nicht ruhig. Und ich bin auch nicht gelassen. Ich bin furchtbar angespannt. Es kommt Angst auf, das Buch nicht termingerecht fertigzustellen, auch die andere Arbeit nicht zu schaffen.

Ich konzentriere mich auf die Bronchitis. Lauere auf verdächtige Geräusche. Ist die Lunge frei? Oder handelt es sich um heraufziehendes Asthma oder gar um Lungenkrebs? Warum tut mir der Bauchraum so weh... was ist das nun wieder? Eine neue Sorge! Weitere Anspannung!

So wie ich dieser Tage eingebunden bin, ist mein Kopf nicht frei, und ich komme erst zwei Tage später darauf, daß die Schmerzen von den Hustenanfällen kommen. – Na, wenigstens das ist geklärt!

Volker wird in drei Tagen nach Amerika abfliegen. Nervös saust er wie ein Zementmännchen hin und her, werkelt an drei Stellen zugleich. Auch das noch! Putzen, kochen, husten, Seelentröster sein, Tische abräumen, und im Hintergrund läuft der selbstgeschaffene Druck, der Abgabetermin naht. Du mußt heute wenigstens ein Kapitel schaffen... und am Ende des Tages: nichts!

Zu der Bronchitis kommt jetzt die »normale« Atemstörung, mit der ich mich seit Jahren rumschlage... dazu die vielen Menschen im Haus und weiter dieses »Was denken die anderen wegen meiner Husterei?« Ich qualme unverdrossen weiter mein Päckchen Zigaretten am Tag. Das sieht jeder, und mein Husten ist unüberhörbar. Ich versuche, ihn zu unterdrücken, was natürlich alles nur noch verschlimmert... Und jetzt kommt spürbar auch die Panik. Sie lauert an jeder Ecke und erwischt mich prompt auf einer steilen Treppe. Zum erstenmal seit fast drei Jahren wieder Panik! Ich fliehe nicht, und immerhin merke ich jetzt, daß ich einhalten muß.

Karfreitag. Volker ist bereits in Boston. Die Bauarbeiten sind vorübergehend beendet. Vor die nackten Wände habe ich große Bilder und Blumentöpfe gestellt. Marc ist mit seinen Bronzeskulpturen beschäftigt.

Den gröbsten Staub haben wir hinter uns. Ich bleibe im Bett und denke nach über den Panikanfall, den Husten, über dieses Buch und über meine Strategie, entspannter zu werden...

Als ich dann gegen Mittag aufstehe, trete ich hinaus in einen strahlenden Frühlingstag, dem ich jetzt gelassener entgegensehe.

Ich habe die Spirale durchbrochen.

Angst ist keine Schwäche

Was niedergelegt, geordnet und sachlich ist, kann niemals genügen,
die ganze Wahrheit zu umfassen;
das Leben quillt immer
über den Rand des Kelches hinaus.

Boris Pasternak

In unserer Gesellschaft wird Angst meistens mit Schwäche verbunden. Man hat keine Angst zu haben oder soll sie wenigstens nicht zeigen. Dies trifft in der Partnerschaft, im Arbeitsleben und in der Freizeit zu.

Lächerlich macht man sich gar, wenn man Angst vor Versagen (egal ob im Beruf, in der Familie, im Bett oder im gesamten Leben) empfindet und äußert.

Wenn Sie einmal ehrlich über sich nachdenken, werden Sie feststellen müssen, daß Ihr Leben in vielen Bereichen sehr angepaßt verläuft, zur Routine erstarrt ist.

Hier ist die Rede von den kleinen Fehlern, aber auch von den großen Torheiten, die der Angst einen negativen Stempel aufdrücken, die sie uns leugnen und vermeiden sowie die Angst vor der Angst ins Unermeßliche wachsen lassen.

Hier ist auch die Rede von Fehlhaltungen, die uns die Angst fürchten lassen, obwohl wir sie akzeptieren sollten, besser gesagt: müssen, denn wir haben nicht die Wahl.

Seit über zehn Jahren lebe ich mit Angststörungen und kämpfe gegen meine Angstreaktionen in Situationen, wo ich erkennen mußte, daß sie unangemessen sind. Diese Angstattacken steigerten sich häufig bis zur Panik. Auch seelisch bedingte körperliche Beschwerden stellen sich immer wieder ein.

Ich erfülle eine stattliche Anzahl der körperlichen Symptome, mit denen die akademische Forschung Agoraphobie klassifiziert: Herzrasen, Schwindel, Atemnot, Schwitzen, Magen- und Darmbeschwerden, Beklemmungen, Kloß im Hals, Schmerzen oder Druck im Brustkorb, Zittern und weiche Knie. Hinzu kommt, daß ich diese Reaktionen als bedrohlich erlebe, und es folgt die Angst vor Kontrollverlust, die Angst, verrückt zu werden, die Angst vor Tod durch Herzinfarkt oder davor, in Ohnmacht zu fallen.

Nach den ersten Anfällen dieser Art wählte ich, traumwandlerisch sicher, den falschen Weg und begann, Situationen, in denen die Symptome aufgetreten waren, zu meiden.

Bald war es mir nicht mehr möglich, mich allein weiter als hundert Meter vom Haus zu entfernen, allein in unserer Wohnung zu bleiben oder alltägliche Dinge zu erledigen wie allein ins Kaufhaus zu gehen, dort in der Warteschlange zu stehen, ein Auto zu steuern, öffentliche Verkehrsmittel zu benutzen, ein Kino oder Theater zu besuchen.

Darüber hinaus bin ich hochgradig klaustrophobisch.

Eingeschlossen zu sein, kleine oder überfüllte Räume, Fahrten mit Aufzügen, Staus, Tunneldurchfahrten und andere Situationen, in denen ich mich eingesperrt wähne, waren lange Zeit für mich die Hölle.

Auch zwanghafte selbstquälerische Gedanken und Zweifel begleiteten und begleiten mich durch mein Leben. Ich mußte lernen, meine Gedankenhorde in den Griff zu bekommen und dem unsinnigen Zweifeln ein Ende zu setzen.

Die ersten Jahre nach meinem ersten Anfall, der scheinbar aus heiterem Himmel kam, stand ich hilflos durch. Ich wurde ständig von starken Angst- und Panikattacken gepeitscht und war nur mit dem Ersinnen von Vermeidungsstrategien beschäftigt.

Dann begann ich, mich meinen Ängsten zu stellen.

Die folgenden Jahre bewegte ich mich zwischen Idealvorstellungen und Alltagsniederlagen, zwischen Siegen und Rückschlägen. Ich war beladen mit Schuldgefühlen und

Unsicherheiten, geriet auf Irrwege, machte Umwege und landete in so mancher Einbahnstraße. Schritt für Schritt und ziemlich chaotisch habe ich gelernt:

- Meine Angst gehört untrennbar zu mir.
- Nicht die Angst ist mein Feind. Ich bin es oft selbst. Ich hatte verlernt, sie als etwas Natürliches anzusehen, nie gelernt, mit ihr umzugehen. Ich habe sie eingeordnet nach einem gesellschaftlichen Wertesystem, das Angst als Schwäche, als etwas Negatives, als etwas Mangelhaftes und als Krankheit hinstellt.
- Nicht meine Angst behindert mich oder macht mich krank; es sind vielmehr die Folgen von Verdrängung, von Vermeidung angstmachender Situationen und des falschen Umganges mit Angst.
- Ich darf die Angst, die ich vor der Angst entwickelt habe, nicht ausufern lassen, denn dann kann sie schädlich wirken. Ansonsten ist sie der Zaunpfahl, mit dem meine Seele winkt, um darauf hinzuweisen, wo ich mich im Innersten verbiege, verleugne, an meinem Leben und dessen Erfüllung vorbeisegle.
- Ich muß den Teufelskreis der Angst vor der Angst durchbrechen, so daß es mir möglich ist, endlich mit meinen Angst- und Panikattacken umzugehen, ihnen nicht mehr hilflos gegenüberzustehen, sondern mir selbst helfen zu können.
- Es ist hilfreich, über körperliche Zusammenhänge und Abläufe Bescheid zu wissen und zu verstehen, welchen Einfluß unsere Gedanken, Gefühle und Erfahrungen auf unser Verhalten haben.

Ich habe weder Psychologie noch Medizin studiert und bin auch nicht in der wissenschaftlichen Angstforschung tätig.

Ich weiß jedoch nur zu gut, wie Angst und Panik sich anfühlen.

Ich möchte anderen Betroffenen Mut machen, nicht aufzugeben und vor allem nicht die Selbstachtung zu verlieren, gerade weil manche Situationen so kurios, banal und peinlich erscheinen.

Ich will ganz offen von den vielen Gesichtern der Angst sprechen und über meine Empfindungen bei Angst- und Panikattacken, auch über Situationen, die auf mich heute, in der Rückschau, geradezu lächerlich wirken.

Für Angehörige von Menschen mit Angststörungen (eigentlich müßte es ja heißen »Angst**umgangs**störungen«) sollen vor allem die autobiographischen Einblendungen vermitteln, wie der Betroffene selbst seine Angst und die Angst vor der Angst fühlt und erlebt.

Ich bin nicht wie Phönix aus der Asche aufgestiegen und habe mich zu einem völlig angstfreien Leben emporgeschwungen. Ich gehe mit meinen Ängsten jetzt nur anders um. Klaustrophobisch und agoraphobisch verhalte ich mich in verschiedenen Bereichen und in bestimmten Situationen nach wie vor. Es ist mir noch nicht gelungen, das vermeidende (phobische) Verhalten völlig aufzulösen. Und wenn ich unter Druck stehe, flammt auch die eine oder andere Angststörung wieder auf.

Ich will aufzeigen, daß meine Ängste notwendig waren, daß sie mich im wahrsten Sinne des Wortes auch so beuteln mußten, um wirklich aus dem Schmerz und der Erschütterung heraus zu grundlegenden Änderungen bereit zu sein.

Ich mußte die Angstattacken, die täglich wie Gewitter in mir tobten, leben, weil ich anders nicht kapierte, daß ich in meinem Leben etwas verändern muß. Durch die Auseinandersetzung mit den Ängsten und ihren Symptomen wurde mir vieles bewußt, und ich wuchs in meiner Stärke, allerdings langsam, sehr langsam … aber ich wuchs!

Wenn ich anderen Betroffenen vermitteln kann, sich nicht als krank, schwach und handlungsunfähig einzustufen und ihre Position des Leidens und passiven Duldens zu verlassen, hat dieses Buch erreicht, was ich damit beabsichtigte. Werden Sie aktiv! Handeln Sie, und es wird Ihnen möglich sein, Ihre Angststörungen aktiv zu bewältigen.

Sie können lernen, mit Ihren Ängsten und mit Konflikten, mit denen Sie konfrontiert sind, sinnvoll und angemessen umzugehen, ohne Schaden an Seele und Leib zu nehmen.

Meine Geschichte

Damit Sie nachvollziehen können, wie meine Entwicklung in Kindheit und Jugend verlief, zitiere ich aus Briefen an meinen amerikanischen Freund Marc.

Lieber Marc,
es war eine schöne Zeit in Boston und New England, so sehe ich es rückblickend, wieder in Rolfshagen angekommen. Der Rückflug war gut, auch wenn es mich auf Logan Airport wieder einholte, dieses Gefühl, die lange Reise noch vor sich zu haben. Start in Boston und Landung in Frankfurt, dort nochmals einen Start und Landung in Hannover, dann die Fahrt vom Flughafen ... und diese Gedanken: Stehst du das alles auch durch?! oder: Hoffentlich stürzen wir nicht ab!
Na ja, das kenne ich ja inzwischen! An Bord des Flugzeugs ging es mir dann blendend, wir waren auch gleich »ready to take off« (Du weißt, Wartezeiten machen mich nervös), und ich konnte diesmal sogar besonders genießen, in der Luft zu sein und mich tragen zu lassen.
Allein bei beiden Landungen hatte ich »Springbrunnen« in den Handinnenflächen, doch sie waren diesmal sanft. Aber das kennst Du ja selbst. Erinnerst Du Dich an Deine Landung kürzlich in Hannover? Bestimmt! Starker Seitenwind, Wolken, Nebel. Gut, da war Deine Besorgtheit sicher begründeter als bei meinem Rückflug, wo das Wetter brillant war. Aber ich mußte viel darüber nachdenken, daß ausgerechnet Du, der Du mit Deiner Angst recht gut umgehen kannst und Angststörungen und Panik-

attacken gar nicht kennst, nervös und ängstlich wurdest, weil Du um Deine »Schönheit« besorgt warst... So drücktest Du das damals aus, wenn Du auch meintest, daß Du Angst vor der Blamage, der Peinlichkeit gehabt hast, falls Dein Magen Dir einen Streich gespielt hätte und Du Dich in aller Öffentlichkeit hättest übergeben müssen.
Ich habe nachgedacht über unsere Gespräche, für die ich Dir danke. Es ist schon gut, andere Standpunkte zu hören, andere Kulturen zu begreifen.
Intensiv habe ich nachgedacht über unser Gespräch, wie sich das, was wir in der Kindheit erfahren haben, meistens ein Leben lang auf uns auswirkt.
Du kennst ja meine Meinung, daß ich für mich keinen Sinn in einer Psychoanalyse sehe, denn was nützt mir das Wissen um das, was meine Konflikte, meine Unsicherheiten und Ängste auslöste, wenn sich die Mechanismen schon so tief eingeschliffen haben, daß sie beinahe automatisch ablaufen.
Und Du weißt ja, irgendwann will ich nicht mehr die Kindheit als Entschuldigung anführen... Aber trotzdem habe ich mir – aufgrund unserer Diskussion – einmal Zeit für einen Rückblick genommen, und ich möchte Dir diese Aufzeichnungen nicht vorenthalten.
Angst sitzt mir im Nacken! Schon solange ich zurückdenken kann, kenne ich sie, diese Angst, etwas falsch zu machen, Anforderungen nicht zu entsprechen. Diese Angst, bestraft zu werden, Strafe verdient zu haben; diese Angst zu versagen und diese Angst, hilflos ausgeliefert zu sein und abgelehnt zu werden.
Die klarste Erinnerung aus meiner Kindheit habe ich dabei an folgendes Erlebnis:
Es ist Geburtstagsfeier, ich bin vielleicht sechs

Jahre alt, alle Tanten, Onkels, Opas, Omas und andere Verwandte sind versammelt. An einer großen Tafel wird zu Abend gegessen.
Schon vorher – zu Hause – kamen die Instruktionen, sich »bloß nicht danebenzubenehmen«.
Es gibt Schinken. Ich mag Schinken, und wir können ihn uns Anfang der sechziger Jahre nicht oft leisten.
Ich habe Probleme mit dem Schinken. Er ist sehnig, und ich bekomme Angst, ich könnte mich verschlucken, der Schinken könnte mir im Halse steckenbleiben. Immerhin müßte ich dann fürchterlich husten, und das fällt unter »sich danebenbenehmen«!
Ich esse trotzdem Schinken. Klar. Schaue zu meinen Eltern. Sie sagen nichts. Brauchen sie auch nicht. Die Anweisungen zu Hause waren klar, und hier auf der Feier ist es nur ein bestimmter Blick, der signalisiert: Benimm dich bloß, **blamier uns nicht!**
Ich werde unsicher. Der Schinken rutscht nicht richtig runter! Ich bekomme Panik, bin kurz vorm Würgen, schaffe es aber dennoch. GERETTET! ICH HABE MICH BENOMMEN. Zu aller Wohlgefallen. Ich bin nicht aufgefallen, bekomme keine Strafe, gefalle.
Schinken hat mir dann jahrelang nicht geschmeckt, und auch heute bekomme ich Schluckbeschwerden, wenn er voller Sehnen ist.
Diese Unsicherheit, diese Panik beim Schinkenessen damals, ließ mich lange nicht mehr los.
Es gab immer wieder Situationen, in denen ich bemüht war, »mich gut zu benehmen« (nie nach meinem Maßstab, immer nach den diffusen pauschalen Anforderungen der Eltern, der Gesellschaft). Mich zu benehmen, während anderer Augen auf

mir ruhen, um zu prüfen, zu überwachen, daß ich ihnen nicht entgleite... und um später, im Falle des Nichtbenehmens, zu strafen.
Ich paßte mich also an.
Da mir so oft gesagt wurde, paß auf, benimm dich, tritt leise auf, mach uns keine Schande, blamier uns nicht..., traute ich mir bald nichts mehr zu, fühlte ich mich unsicher.
Lange habe ich getan, was andere wünschten. Ich lebte nicht schlecht dabei. Ich war angenehm, gern gesehen und vor allem pflegeleicht. Ich habe nicht gemerkt, wie ich mich immer mehr ausgeschaltet habe. Ich bestimmte meinen Kurs nicht mehr. Irgendwie lebte ich per Autopilot. Andere gaben mir die Daten und Befehle ein, und ich führte sie aus wie ein Computer.
Und doch glaubte ich während dieser Zeit, ich selbst bestimme meine Ziele, meine Flugrouten, meine Landeplätze, glaubte dies so lange, bis ich abstürzte.
Nun, Marc, über den Absturz haben wir ausführlich geredet.
Dieser Absturz war einerseits tödlich und andererseits rettend. Tödlich für die ferngelenkte Kristiane; eine Chance aufzeigend für die Kristiane, die nicht mehr fremdgesteuert sein und die vor allem sich selbst leben wollte. Nach der letzteren suchte ich – ohne mir dessen bewußt zu sein – lange und finde noch heute Teile in den Trümmern, die der Absturz hinterlassen hat.
Ich habe, wenn auch schmerzlich, lernen müssen, daß ich mir etwas zutrauen, Verantwortung übernehmen und tragen kann. Ich kann Entscheidungen treffen und dazu stehen. Ich kann mich selbst lenken. Ich will gar nicht leise sein. Ich will gar nicht »nicht auffallen«. Ich will gar nicht stets nett

sein. Ich will gar nicht überall beliebt sein (um den hohen Preis der Selbstverleugnung).
Ich will mir meine eigenen Maßstäbe gestatten. Maßstäbe, nach denen ich leben kann, und keine Reglements, in die ich mich bislang habe hineinpressen lassen.
Die Kindheit: Nun, Liebe war vorhanden und ein sogenanntes gutes Elternhaus. Doch es war viel Unsicherheit dort. Es gab eine starre Hausordnung (nur keine Unregelmäßigkeiten!!!), die für mich als Kind keine Neuerungen und nur sehr begrenzt eigene Erfahrungen zuließ.
Es gab für mich zwei Möglichkeiten: So zu sein, wie ich **auch** war – nämlich laut, unpünktlich, nachlässig, unbequem; das hätte in jedem Fall Strafe bedeutet. Oder aber immer artig das zu tun, was andere von mir erwarteten, also ein Musterkind zu sein – letztlich um keine Strafe zu erhalten.
Strafe übrigens folgte unverzüglich, Lob aber nur bei »besonderen Leistungen«. Ich wählte die Anpassung. Als hätte man als Kind eine Wahl, denn wo willst du denn hin mit zehn oder fünfzehn Jahren? Nun, damals war es für mich schließlich angenehmer, einen Gute-Nacht-Kuß zu bekommen, als ohne Abendbrot ins Bett zu müssen.
Und die Liebe verpflichtete! Ich liebte meine Eltern. Wie konnte ich ihnen dann weh tun? Und weh tat ich ihnen, das war mir klar und deutlich, zumindest verbal, eingebläut worden, wenn ich nicht artig war, mich nicht an ihre Maßstäbe hielt.
Da ich – bevor ich »Rebell« wurde – den Weg des geringsten Widerstandes ging, bekam ich denn auch überwiegend »Liebe und Zuneigung«, lernte aber kaum, mich durchzusetzen, meine Anliegen zu erkennen, geschweige denn zu verfechten. Nun, es

war, wie ich heute sehen kann, auch kein faires Spiel.
Und, weißt Du, Marc, wenn ich so nachdenke, dann finde ich dieses Verhalten heute in vielen Ehen und Partnerschaften wieder: Erfüllst du all meine Bedingungen, dann bist du okay! ... Nur, diese »Liebe« ist doch – verdammt noch mal – nicht echt. Nicht Liebe! Es ist doch ein Spielchen: Wenn du brav bist, gibt es Streicheleinheiten und »Sicherheit«, und wenn du aus der Reihe tanzt, droht Strafe ... Das ist niemals Liebe!! Ich weiß, Du verstehst.
Ich trat also leise auf in der Mietwohnung. Ich trug die vorgeschriebene Kleidung. Ich war pünktlich. Ich stellte keine »unbequemen« Fragen. Ich benahm mich! Ich war artig!
Nur, mir gegenüber benahm ich mich unmöglich, stellte die Weichen für alles, womit ich heute noch und schon seit Jahren zu kämpfen habe. Selbstverleugnung! Mangelndes Selbstvertrauen! Unsicherheiten etc. etc.
Um es mit Robert Bly zu sagen: »Als wir zwei oder drei Jahre alt waren, hatten wir eine 360°-Persönlichkeit, wie ich es mal anschaulich ausdrücken möchte. Energie strahlte von allen Teilen unseres Körpers und unserer Psyche aus. Ein rennendes Kind ist ein lebendiges Energiebündel. Wir waren also ein Energiebündel; tja, und eines Tages stellten wir fest, daß unsere Eltern gewisse Teile dieses Bündels gar nicht mochten. Sie sagten zum Beispiel: ›Kannst du nicht mal still sein?‹ Oder: ›Deinen Bruder umbringen zu wollen, das ist aber gar nicht nett.‹ Hinter uns haben wir einen unsichtbaren Sack, und um uns die Liebe unserer Eltern zu erhalten, stopfen wir alles, was sie nicht mögen, in diesen Sack. Wenn wir in die Schule kommen, ist dieser Sack schon ganz ansehnlich. Und die Lehrer

haben auch noch was anzubringen: ›Gute Kinder werden bei solchen Kleinigkeiten nicht derart böse.‹ Also nehmen wir unseren Ärger und packen ihn ebenfalls in den Sack. Als mein Bruder und ich zwölf wurden, damals in Madison, Minnesota, da kannte man uns allgemein als ›die netten Bly-Brüder‹. Unsere Säcke waren da schon eine Meile lang.«

Ich lege Dir eine Kopie von Blys Beitrag »Der lange Sack, den wir hinter uns herschleppen« bei.

Damals lernte ich nicht radfahren, weil es (nach Meinung meiner Eltern) zu gefährlich war. Sie hätten es – so sehe ich das heute – vor allem nicht ertragen, wäre mir bei einer Unternehmung, die sie erlaubt hätten, etwas passiert.

Ich durfte und ging nicht an den Teich, an dem die Nachbarskinder häufig spielten, weil es zu gefährlich war. Ich durfte dies nicht und das nicht. Es war eben zu gefährlich. Und Kristiane glaubte das auch noch. Beachte die Zusammenhänge: Was ich heute alles gefährlich finde . . ., **weil es gefährlich sein könnte.**

So passierte mir denn auch nichts außer aufgeschlagenen Knien und einmal einem Loch im Kopf, das ich mir schlug, als ich unter eine Schaukel lief.

Ich hatte begonnen, »Gefährliches« oder potentiell Gefährliches nicht zu tun, zu **vermeiden.** Und ich sah dann auch noch lange Jahre (ja, auch heute ist es noch teilweise so) in einer Unternehmung zunächst einmal die eventuell darin enthaltene Gefahr, erst dann – wenn überhaupt – das Vergnügen.

Daß ich der Gefahr entgegentreten, sie meistern kann, hatte mir niemand gesagt. Ich hatte nur Intensivunterricht im Vermeiden.

Aufgelehnt habe ich mich damals im Alter zwischen sieben und zwölf Jahren nicht. Erst danach wurde ich zum Rebell und gleichzeitig zum familieneigenen schwarzen Schaf.
Damit begannen neue Schwierigkeiten.
Vorher war die Angst zu groß gewesen, Widerworte zu haben, sich aufzulehnen, eigene Fragen zu stellen, denn da stand – unumgänglich und unumstößlich (»scheinbar«, wie ich es heute sehen kann) – das »Machtwort«, das mein Vater dann irgendwann sprechen konnte.
Dieses »Machtwort« oder eben die Strafe, die zu erwarten war, bedeutete für mich NICHTTUN. Bloß nicht handeln nach eigenem Empfinden und Gespür, da ich nicht abschätzen konnte, was bei einer Zuwiderhandlung gegen die bis dahin – für mich – unantastbar geltenden Regeln meiner Eltern passieren würde... Und vor Strafe, vor Unkalkulierbarem hatte ich Angst. Soviel Angst, daß ich mich selbst, meine Persönlichkeit und deren Entwicklung zurückstellte.
Nun, Marc, Du hast mich herausgefordert, mich mit meiner Vergangenheit zu befassen; und ich bin Dir dankbar, denn bei diesem Exkurs durch die Erinnerungen an Vergangenes wird mir doch klar, wie stark für mich und für viele andere diese Strukturen immer noch Gültigkeit haben und wirksam sind.
Über meine Sexualerziehung oder Aufklärung gibt es wenig zu sagen, denn sie fand kaum statt. Als ich begann, selbständig auszugehen, z. B. in den Schwimmverein, später ins Jugendzentrum, sagte mein Vater mit dramatisch-aggressivem Unterton: »Wenn du mit einem Kind nach Hause kommst, fliegst du raus!« Das saß!
Ich wußte zu dieser Zeit nicht einmal sicher, wie

ich überhaupt zu einem Kind kommen könnte. Meine Mutter leistete ihren Beitrag mit dem Satz: »Laß dich nicht mit Jungen ein. Die wollen immer nur das eine!«
Rumms! Das war's.
Wenn ich mich an meine Lehrzeit erinnere, dann fallen mir heute Begriffe ein wie »unsicher«, »ängstlich, Ansprüchen nicht genügen zu können«, »befangen« und »unattraktiv«. Ich fühlte mich oft unterlegen. Die anderen weiblichen Kolleginnen sahen hübsch aus, mit nettem Kleidchen, Schminke, Nagellack und friseurgestyltem Haar. Ich hatte mehr den Hang zu bequemen Klamotten und sah dementsprechend unweiblich aus.
Ich sagte und dachte zwar, es käme nicht so sehr auf das Aussehen an, wesentlich sei der Mensch mit seinen Werten und inneren Qualitäten, aber ich spürte, daß die Mädchen, die hübsch zurechtgemacht waren, von den Männern anders behandelt und mehr beachtet wurden als ich.
Es gab da einen Kollegen, in den, glaube ich, alle weiblichen Angestellten mehr oder weniger verknallt waren. Ich natürlich auch. Und ich sah absolut keine Chance für mich, von ihm beachtet, geschweige denn begehrt zu werden.
Im Kollegenkreis, also in der Bürogemeinschaft, war ich nach anfänglicher Distanz beliebt, kam gut mit den meisten aus. Klar! Ich hatte schon wieder begonnen, mich anzupassen. Ich sagte nichts, was Konflikte hätte bringen können. Ich war voller Verständnis für die anderen, machte mich unentbehrlich (welch ein Selbstbetrug!) und verleugnete teilweise meine Auffassungen von Gesellschaft und Leben, meine Situation und meinen Umgang außerhalb des Büros, denn zu diesem Zeitpunkt war ich schon längst »Rebellin« ... Doch das zeigte ich

hier nicht, wofür ich mich sicherlich wiederum unbewußt verachtete.
Ich war – so stand es denn auch in meinem Zeugnis – eine angenehme Kollegin ... angenehm eben, einsatzbereit, nicht aufmüpfig, pflegeleicht, lenkbar und ... selbst kaum noch vorhanden.
Das heißt, ich war noch vorhanden, schämte mich aber meiner. Ich war keineswegs bereit, alles so zu akzeptieren, weil »es schon immer so war« oder wegen des von mir auch heute noch gehaßten »So ist das eben!«.
Es gibt wenig, was man nicht ändern kann. Okay, das sage ich heute. Das war mir damals aber nicht klar, und ich verlor mehr und mehr die Achtung vor mir.
Mein Widerspruch und Widerstand fand nur in mir statt. Er drang nicht nach außen. Ich traute mich nicht, hatte Angst vor Auseinandersetzungen, fühlte mich nicht stark genug. So zog ich eben den Weg des Selbstbetruges dem der Ehrlichkeit vor und redete mir ein, daß ich mich mit den Leuten nicht auseinanderzusetzen brauchte, da sie sowieso nichts verstehen würden. Ich kam mir überlegen vor ... im stillen ... und war doch nichts als feige, zu feige, zu mir zu stehen ...
Doch wenn schon keine Liebe, auch keine Selbstliebe, dann wollte ich wenigstens Anerkennung haben. Die bekam ich auch, als ich beim Chef durchgesetzt hatte, daß die lange abendliche Warterei auf die unterschriebene Post aufhörte, die noch frankiert werden mußte. Endlich hatte ich mich einmal (zwar unter Zittern und Zagen, aber trotzdem) durchgesetzt ..., erhielt aber auch gleich die Quittung dafür. Ein ärgerlicher Chef, ein ärgerlicher Bürovorsteher, Kolleginnen, die sowieso nichts auszusetzen hatten, und lamentierende Eltern, ich solle bloß keinen

Ärger machen und lieber meine Lehre bestehen ... und akzeptieren, daß Lehrjahre keine Herrenjahre ... bla ... bla ... bla ...
Und die Drohungen, die Versuche der Verunsicherung und Demotivierung in Ausbildung, Berufsschule und Elternhaus wirkten dementsprechend. Widerspruch – und sei er auch berechtigt – verlangte nach Strafe ... Da ich aber nicht direkt zu bestrafen war (denn mein Einspruch war berechtigt), versuchte man eben, mich anders kleinzukriegen ... Nun, wie ich damit umging und wie ich meine Abschlußprüfung dann glänzend-trotzig bestand, ist Geschichte, und davon habe ich Dir ja bei unserem Treffen erzählt.
Zum Abschluß kann ich Dir aber nicht ersparen, noch einige Poesiealbum-Sprüche aus dieser Zeit zu zitieren, die ich in meinem alten Album fand. Wenn Du bedenkst, daß dies der Tenor all meiner Erzieher war, sprechen sie ganz allein für sich:

Aus meinem Poesiealbum (1966 und 1967):

»Blüh wie das Veilchen im Moose,
sittsam, bescheiden und rein,
nicht wie die falsche Rose,
die immer bewundert will sein!«

Oder:

»Sei höflich und bescheiden,
das ist die schönste Zier,
dann mag dich jeder leiden,
und dieses wünsch' ich dir.«

Na, daran habe ich mich doch lange brav gehalten!

Einen lieben Gruß
nach Boston
schickt Dir Kristiane,
die wohl immer erwachsener wird!

Kristiane

Lieber Marc,
von der Frankfurter Buchmesse zurück, will ich Dir heute – wie versprochen – einen weiteren Teil meiner Geschichte erzählen. Danke für Deinen Anruf und Deine Ermunterung, dies zu tun. Ich fürchtete schon (Siehst Du!! Verdammt, schon wieder Zweifel!), Dich zu langweilen.
Einiges werde ich mir und Dir ersparen, z. B. die Schule und verschiedene Vereine, sonst wird es wirklich zu lang.
Laß uns erst einmal über die Kirche sprechen. Ich bin streng katholisch erzogen, habe aber heute mit dieser Institution nichts mehr am Hut, beobachte ihre nun endlich durchschauten Machenschaften zähneknirschend, schaffe es allerdings immer noch nicht, aus der Kirche auszutreten. Na, Marc, rate mal warum!? Um meiner Mutter nicht weh zu tun, denn für sie wäre das arg, und schließlich ist man »brave« Tochter . . .
Das katholische Kirchen- und Gemeindeleben begleitete mich von klein auf lange Jahre hindurch. Ich mußte zur Kirche gehen. Jeden Sonntag. Ich wollte nicht, empfand das als lästige Pflicht. Aber, wen man lieb hat, dem tut man nicht weh. Ich hatte meine Mutter lieb; sie wäre sehr traurig gewesen,

wenn ich mich widersetzt hätte. Und sie wäre auch sehr traurig gewesen, wenn ich mich in den heiligen Hallen der Kirche nicht richtig benommen hätte.
Es gehörte sich nicht, während des Gottesdienstes nach hinten zu schauen oder mit der Nachbarin zu schwatzen. Ich habe das natürlich getan, sogar gelacht – und dann später nach der Messe oder zu Hause traurige Blicke und strafende Worte geerntet. Schwups, fühlte ich mich schuldig. Schuldig, meiner Mutter weh getan, sie blamiert zu haben.
Ich frage mich heute, ob sie wußte, daß sich die Herren vom Kirchenvorstand, die der Messe oben auf der Empore beizuwohnen pflegten, währenddessen schmutzige Witze erzählten!
Zur Beichte mußte ich regelmäßig. Meine Sünden bereuen! Buße tun! Ich hatte oft nichts zu beichten und bereitete mich anhand der Sündenmöglichkeiten, die im Kathechismus aufgezeigt waren, vor.
Dort war vieles als Sünde klassifiziert, was ich selbst nicht als Sünde empfand... Doch darüber gab es keine Diskussionen, und letztlich arrangierte ich mich und hatte eben gesündigt, »weil es so war«.
An dieser Stelle packt mich wirklich der Zorn. Lange Zeit hatte ich später sexuelle Schwierigkeiten, u. a. bestimmt deshalb, weil mir eingebleut wurde, »unkeusche« Gedanken, Bilder und Taten seien Sünde. Diese Dinge gehörten nicht zur normalen Sexualentwicklung, sondern wurden als Sünde eingestuft. Verwerflich!
Der Einfluß der katholischen Kirche auf meine Entwicklung, womit ich die zunehmende Fremdsteuerung meine, war sicher nicht unerheblich, denn dieser Einfluß war sehr massiv: die regelmäßigen Messen, die regelmäßigen Beichten, der Religions-

unterricht, der Kommunionsunterricht, der Firmunterricht, die Mädchengruppe und der Zwang, daran teilnehmen zu müssen. Wie ich damals in den Schwimmverein geraten bin, weiß ich nicht mal mehr genau. Es war für mich die erste Begegnung mit Menschen außerhalb von Familie, Nachbarn, Schule und Kirche. Die erste Möglichkeit, eigene Kontakte zu knüpfen.

Zu Hause gab es anfangs großes Lamentieren darüber, daß ich nun fast jeden Abend im Schwimmbad war, am Wochenende zu Wettkämpfen fuhr. Dies hielt – wie auch später immer wieder – nur so lange an, bis ich mit den ersten größeren Erfolgen nach Hause kam. Daraus konnte man ja wohl erkennen, daß ich wirklich trainierte und mich nicht – wie befürchtet – »mit Jungens herumtrieb«. Und das tat ich auch nicht.

Ich hatte zwar durch den Schwimmverein erste Beziehungen mit Männern, die aber kaum der Rede wert waren.

Ich steckte zu dieser Zeit sehr in der Klemme. Ich wünschte mir eine Beziehung, wollte einen Freund, aber ich fürchtete mich davor, er würde mit mir schlafen wollen. Das hätte ich nicht getan. Mir war zu diesem Zeitpunkt ja keine Möglichkeit der zuverlässigen Verhütung gegeben. Ich kannte keinen Frauenarzt, hatte aber auch tierische Angst vor einer Untersuchung. Was, wenn er festgestellt hätte, daß ich krank oder nicht normal sei? Siehst Du, Marc, schon damals hatte ich kein Vertrauen in meinen Körper und fürchtete stets gleich das Schlimmste.

Für eine Untersuchung hätte ich einen Krankenschein von meinen Eltern gebraucht. Aber den hätten sie zu diesem Zweck niemals herausgerückt. Ich hatte auch kein Geld, um die Pille, die es nur

auf Privatrezept gab, zu bezahlen, und viel zuviel Angst, etwas Verwerfliches zu tun. Viel zuviel Angst, etwas könnte schiefgehen.
Ich kann mich auch nicht erinnern, zu dieser Zeit wirklich sexuelle Lust verspürt zu haben. Dieses Gefühl hatte ich wohl schon »erfolgreich« unter Kontrolle. Schöner Erfolg! Pah!
Meine Anerkennung erhielt ich aus meinen guten sportlichen Leistungen. Ich war die Beste in meiner Leistungsklasse, die Favoritin bei Wettkämpfen und identifizierte mich voll mit dieser Rolle. Heute glaube ich, daß ich gern auf die Medaillen, Urkunden etc. verzichtet hätte, um unbefangen in einer Beziehung zu leben, mich darin wohl zu fühlen, ohne Schuld.
Einige Zeit später schien sich mein Traum zu erfüllen. Ich war mit G. zusammen. Ich kann nicht mehr sagen, wie lange. Einige Wochen? Einige Monate?
In G. war ich sehr verknallt, lange schon, bevor unsere Beziehung begann. Ich war dann eine Zeitlang sehr happy, aber bald schon kam die Angst wieder hoch. Was, wenn er mit dir schlafen will? Siehst Du, Marc, Freude, Nähe und Lust verband ich damit nicht. Davon hatte mir noch niemand erzählt. Ich spürte nur die Angst, ich müßte es tun, um ihn nicht zu verlieren. Und doch siegte die Angst, zu Hause in Ungnade zu fallen, denn dort herrschte ja die Auffassung: Ein anständiges Mädchen tut so was nicht. Die Folgen meines persönlichen Supergaus, schwanger zu werden, wagte ich mir gar nicht auszumalen.
So vertrat ich dann G. gegenüber die Auffassung, ich bräuchte noch Zeit, fühlte mich zu jung ... Und das, obwohl ich darauf brannte, »unanständig« zu sein. Ich kam auch gar nicht auf die Idee, ihn um

Hilfe zu bitten, ihm meine Situation (die Angst vor Schwangerschaft und die fehlende Möglichkeit, Verhütungsmittel zu beschaffen) zu erklären. Als ich mich ihm wieder einmal entzog, sagte er, ich sei sehr prüde. Das saß und blieb lange haften.

In sexueller Hinsicht wurde ich immer mehr ein Nichts, ein Neutrum. Ich gestattete mir keine Gefühle, keine Begierde, keine Lust. Ich trug sozusagen einen Keuschheitsgürtel aus Verboten, aus eingepflanzten Ängsten und lähmender Hilflosigkeit. (Und weißt Du, Marc, ich habe fast zehn Jahre gebraucht, um zu meiner Sexualität zu stehen und sie genußvoll ausleben zu können.)

Die Romanze mit G. ging dann kaputt. Mittlerweile war ich 17 und bekam das Gefühl, so langsam dürfte ich aber keine Jungfrau mehr sein...

Zu dieser Zeit begann ich, mich verstärkt in verschiedenen Bereichen zu engagieren. Ich arbeitete in Vereinen und spielte den Seelendoktor oder die Frustmülltonne für andere. Ich habe diese Zeit nicht einmal besonders unglücklich erlebt. Wie sehr ich meiner immer unsicherer wurde und auf dem Weg war, ein fremdbestimmtes und wenig erfülltes Leben zu führen, wurde mir erst sehr viel später bewußt.

Laß mich Dir noch die Sache mit dem schwarzen Schlapphut schildern, an die ich mich sehr deutlich erinnere. Ich fand ihn todschick und kaufte ihn mir von meinem Lehrlingsgehalt (150 Mark im Monat).

Meine Mutter fand, daß ich mit dem Schlapphut nicht so aussähe, daß man es den Nachbarn in dieser kleinbürgerlichen Wohngegend zumuten könne. Kristiane fiel also mal wieder auf, machte Schande und blamierte die ganze Familie. So wurde es vermittelt.

Mit dem Schlapphut nahm es ein schnelles Ende. Ich kam eines Tages nach Hause und fand ihn in der Mitte, ratzfatz, durchgeschnitten vor. Schöne Konfliktlösung!
Es gab keinen Streit, keinen Zank, aber auch keine Aussprache, keine Auseinandersetzung. »Kein Wort mehr darüber!«
Ich wagte es nicht, mir einen neuen Hut zu kaufen, wie es sich gehört hätte. Ich war immerhin schon 17. Gut, sagte ich mir, dann trägst du eben keinen schwarzen Schlapphut.
Und so verhielt ich mich stets, wenn Widerstand in Sicht war oder Konflikte drohten: Na schön, dann machst du dies nicht, willst du das nicht, dann liegt dir daran und an jenem eben auch nichts. DURCHSETZUNGSVERMÖGEN – was ist das?
So, lieber Marc, hier machen wir jetzt einen Sprung. Ich zog mit 19 von zu Hause aus. Eine Kristiane, die sich nichts zutraute, der man auch nichts zutrauen will, die nicht hübsch, aber dafür dicklich ist, voller Ängste (das war mir damals natürlich noch nicht so bewußt) und nicht in der Lage, sich damit und mit ihren Konflikten auseinanderzusetzen.
Durch mein gesamtes Leben zog sich bis zu diesem Zeitpunkt wie ein roter Faden die Unsicherheit, die Anpassung aus Angst vor Konflikten. Einsam war ich, oberflächlich gesehen, nicht, es war immer viel los um mich herum. Aber ich war so damit beschäftigt, mich um andere zu sorgen, sie zu gewinnen, nicht zu verletzen und ihre Bedürfnisse zu erfüllen, daß ich mir selbst keinen Platz mehr ließ.
Und nie verlor ich den Geschmack der Lüge, der Täuschung, denn ich war ja nicht ehrlich, nur angepaßt.

Nach meinem Auszug entwickelte ich mich zu einer Kristiane, die, entgegen allen Erziehungsbemühungen und gesellschaftlichen Sanktionen, die täuschende Anpassung aufgab, die häufig auffiel, nicht mehr den Normen entsprach und in äußeren Dingen eher unkonventionell lebte; entgegen der deutschen Ordentlichkeit und »In-Reih-und-Glied-Ideale«.

Die Unsicherheit und innere Unruhe blieb, verstieß ich doch nun gegen ziemlich viele Regeln, war in vielen Fettnäpfchen zu Hause und hatte mich zwischen allen Stühlen eingerichtet. Es blieben auch die Schuldgefühle, die Zweifel. Doch nach außen hin entwickelte ich mich mehr und mehr zu einem »enfant terrible«.

In mir brodelte es! Ich war hin- und hergerissen zwischen diesen Gegensätzen, aber ich kochte auch vor Zorn und Hilflosigkeit über gesellschaftliche Mißstände, über Gewalt, Brutalität, Doppelzüngigkeit vieler Menschen. Diesen Aspekten des Lebens begegnete ich damals erstmals.

Und dann brodelte es nicht mehr, dann knallte es, und damit begannen (nicht ursächlich, aber bewußt erlebt) meine Angststörungen:

Erwarte nur nichts Umwerfendes, denn nur mich hat es umgeworfen. Ich war einkaufen. Ich weiß noch genau den Tag: Es war der 21.4.1981 – so was merkt man sich! Wie sein Geburtsdatum. Und gewissermaßen beginnt damit auch ein neues Leben.

Gemessen an amerikanischen Verhältnissen war es ein kleines Kaufhaus. Plötzlich, von einer Sekunde zur anderen, wurde mir komisch. Ich fühlte eine starke Beklemmung im Brustkorb. Die Beine waren weich, der Kopf schwindelte, mein ganzer Körper zitterte.

Ich dachte: »Du bist krank, gleich wirst du hier zwischen all diesen Schuhen sterben!« Ich rang nach Luft, fühlte mein Herz rasen und strebte Richtung Ausgang. »Ich will nicht in einer Schuhabteilung sterben! Ich muß hier raus.«
Auf dem Parkplatz setzte ich mich hin, die Leute schauten neugierig, aber es machte mir nicht viel aus. Es war mir sogar egal.
Erster Teil!
Auf der Rückfahrt attackierte es mich erneut, nur noch massiver, auf einer vierspurigen Schnellstraße, die gleichen Symptome, dazu allerdings ein Britzeln und Grieseln in meinem Sichtfeld ... Sehstörungen auch noch. Ich war jetzt sicher, in den nächsten Minuten einen Herzinfarkt zu bekommen. Die Panik überwältigte mich völlig. Ich schaffte es gerade noch, die Warnblinkanlage anzustellen und auf eine Tankstelle zuzuschlittern.
Dort war man nicht gerade sehr freundlich, als ich um ein Glas Wasser bat. Ich hatte das Gefühl, man hielt mich für betrunken. Vielleicht wollte man aber ganz einfach »keine Leiche« und keinen Ärger auf der Tankstelle.
Ich blieb dort nicht lange, war am Boden zerstört, schaffte es aber irgendwie, nach Hause zu fahren, legte mich aufs Bett und blieb dort erschöpft liegen, bis Volker von der Arbeit kam.
Noch im selben Monat ging es weiter: Beim Aufräumen unserer Wohnung bekam ich leichte Schwindelgefühle und dachte: »Du mußt hier raus, du kippst um! Es kommt jetzt noch schlimmer als neulich! Raus hier! Raus! Raus!«
Ich bin ins Freie gestürzt, schwankend, Pudding in den Knien, zitternd. Irgendwie habe ich es die zwei Straßen bis zum nächsten Arzt geschafft. Wie, weiß ich nicht mehr.

Der Arzt untersuchte mich, meiner Einschätzung nach, oberflächlich. Dann teilte er mir mit, daß ich extrem niedrigen Blutdruck hätte und mich nicht wundern sollte über meine Schwindelgefühle.
Er reichte mir ein Rezept mit dem Ratschlag, diese Tabletten gleich aus der Apotheke zu holen und einzunehmen; dann könne ich »gleich weiter aufräumen«.
Nach dieser Diagnose ging es mir etwas besser. Ich bin direkt zur Apotheke gegangen und habe eine der Tabletten genommen. Der Schwindel verging, aber wesentlich besser fühlte ich mich danach auch nicht. Ich war sehr nervös und dachte, gleich kommt es wieder, gleich verlierst du die Kontrolle.
Von dem Tag an habe ich es als unmöglich empfunden, allein in der Wohnung zu sein. Ich habe es kaum noch ausgehalten und stand, war ich dennoch für kurze Zeit allein im Haus, unter größter Anspannung, die Panik immer dicht unter der Haut.
Es war mir seitdem auch nicht mehr möglich, das Haus allein zu verlassen. Ich brauchte Begleitung.
Am nächsten Tag suchte ich meinen damaligen Hausarzt auf. Hier erneute Untersuchung und die Diagnose, ich hätte einen labilen Kreislauf mit Tendenz zu niedrigem Blutdruck. Ansonsten sei mein körperlicher Zustand in Ordnung.
Ich nahm die Tabletten halbherzig, glaubte der Diagnose nicht so recht, denn ich fühlte mich sehr schlecht. Auch danach löste sich die Spannung, die ich beim Alleinsein verspürte, nicht.
Ich stand permanent »unter Strom«, kaum war ich allein. Egal ob in der Wohnung oder außer Haus. Jede Veränderung in meinem körperlichen Befinden beobachtete ich ängstlich. Meinen Tag plante ich so, daß ich möglichst nie allein zu sein

brauchte. Ich hatte Angst, auszuflippen, die Kontrolle zu verlieren, erneut in Panik zu geraten.
Die Panik griff auch oft nach mir. In der Wohnung bekam ich dann das Gefühl, daß ich es nicht mehr länger aushalte, daß jetzt bald jemand kommen (oder wenigstens anrufen) müsse, damit es mir besser ging. Blieb ich allein, stieg die Anspannung über ein erträgliches Maß, und ich ergriff, von Panik überflutet, die Flucht aus der Wohnung. Da stand ich dann vor der Tür, auf der Straße in der belebten Altstadt und wußte nicht, was tun. Manchmal besuchte ich Bekannte in Läden ein paar Häuser weiter, plauderte, bis ich mich beruhigt hatte, und ging wieder nach Hause.
Dort begann das Drama dann oftmals von vorne.
Auch im Kaufhaus schaffte ich es höchstens zwei Warenregale lang, die Auslagen anzuschauen. Spätestens dann mußte ich kontrollieren, ob meine Begleitperson noch in Reichweite war. Verlor ich die jeweilige »sichere« Person nur für Minuten aus den Augen, platzte meine Anspannung, ergoß sich in Panik.
Zwischendurch hatte ich »Erfolge«. Das bedeutete, daß ich Dinge tat, bzw. mich Situationen stellte, die für mich früher, also vor dem ersten Anfall, ganz normal gewesen waren: Auto zu fahren, allein einkaufen zu gehen, allein in der Wohnung zu sein, allein in der Stadt zu bummeln. Tat ich diese Dinge nun, waren sie für mich etwas Besonderes. Feindesland aufsuchen gewissermaßen. Feuerproben! Dabei war ich hauptsächlich damit beschäftigt, meinen Körper und die Wahrnehmung meiner Umwelt zu kontrollieren. Fragen wie: Hältst du das durch? Kommt die Panik wieder? Wenn das nur gutgeht! beherrschten mein Denken.
Es sollte noch Jahre dauern, bis ich überhaupt

etwas von Agoraphobie, von Klaustrophobie hörte und bis ich meine Fehler im Umgang mit den Ängsten erkennen konnte. Ein langer Weg begann.

(Doch diese Schilderung will ich Ihnen, verehrte Leser, ersparen. Die Wege, die man gehen kann, sind sehr verschieden. Viel über meinen Weg können Sie aber in diesem Buch finden. Gestatten Sie mir hier also die Kürzung des Briefes.)

Nun, Marc, bis heute bin ich auf diesem Weg.
Eines kann ich sicher sagen, ich bin froh, daß es so gekommen ist. Froh, daß meine Seele gegen die Verbiegungen und Verletzungen aufgeschrien hat, denn ich wollte doch **leben** und nicht nur perfekt angepaßt existieren.
Kann ich daraus den Schluß ziehen, daß meine Seele stark sein muß? Immerhin hat sie sich durchgesetzt, wenn auch mit so groben Mitteln wie Angstzuständen, Panikattacken und anderen seelisch bedingten Beschwerden.
Okay, mein Lieber, zum Abschluß noch ein Beweis, daß ich bis heute mit Panik zu kämpfen habe.
Anfangs erwähnte ich, daß ich auf der Buchmesse in Frankfurt war. Große Hallen, zahl- und endlose Gänge, hohe, steile Rolltreppen und alles gefüllt mit hin- und herwieselnden Menschen. Grelles künstliches Licht, schlechte Luft. Das alles ist mir nicht unbekannt. Schließlich ist es nicht mein erster Buchmesse-Besuch, aber mein erster, an dem ich mir vorgenommen hatte: Diesmal genießt du die Bücher, die Begegnungen und bekommst keine Panik. Gut gedacht, aber als ich nach zwei Stunden in eines der oberen Stockwerke wollte, packte es mich kalt. Eingeklemmt zwischen Trauben von Leibern auf dieser riesigen Rolltreppe, überfiel mich

die absolute Panik. Ich muß hier raus! Weiche Knie, Herzrasen, Schweißausbrüche, Atemnot, Schwindel. Volker erkannte die Situation gleich und schirmte mich nach vorne ab, und Jörg, unser Begleiter, verschaffte mir nach hinten einen halben Meter Raum auf der Treppe. Jetzt hatte ich wenigstens fast zwei Stufen für mich... Die restlichen Termine allerdings waren erledigt. Oben angekommen beruhigte ich mich etwas, mußte dringend etwas trinken. Dieser trockene Mund!

Danach schlichen wir durch das leere Treppenhaus die Stufen hinunter... Ah, entkommen! Den Menschenmassen, der schlechten Luft, den geballten Eindrücken. Im Hotelzimmer war ich total erschöpft. Ich war froh, daß in dieser Situation jemand bei mir gewesen war, denn alleine hätte ich das nicht so gut gepackt. Doch nächstes Jahr fahre ich wieder zur Messe, zum zweitenmal mit dem Vorsatz: »Diesmal genießt du die Bücher, die Begegnungen...«

Danke fürs Zuhören, Marc. Ich muß sagen, es hat mir doch geholfen, Dir zu schreiben. Einmal Ordnung in alles zu bringen, sich zu erinnern. Darf ich Dich jetzt meinen Fern-Psychotherapeuten nennen? Bitte teile mir vorher noch Deinen Honorarsatz mit, damit ich sehe, ob ich mir Dich überhaupt leisten kann. Ach nein, damit wollen wir doch nicht spaßen!!

Liebe Grüße
nach Boston

Kristiane

Angst – ein Phänomen mit vielen Namen und Gesichtern

Kein Großinquisitor hält solche
schrecklichen Qualen bereit
wie die Angst,
und kein Späher weiß den Verdächtigen
geschickter anzugreifen
in dem Moment,
da er am schwächsten ist,
oder Fallen zu stellen,
in denen das Opfer
sich fängt und windet,
als die Angst es tut.

Und kein scharfsinniger Richter
kann den Angeklagten so
gnadenlos verhören
wie die Angst,
die ihre Beute niemals entkommen läßt,
weder durch Ablenkungsmanöver
noch durch Lärm,
weder bei der Arbeit noch beim Spiel,
weder bei Tag noch bei Nacht.

Søren Kierkegaard

Die Angst, ein Urgefühl, hat sich seit Jahrtausenden in ihrer Funktion nicht gewandelt. Angst trägt zur Arterhaltung bei. Sie hat eine biologische Schutzfunktion, die im Notfall unsere Kräfte mobilisiert, damit wir uns verteidigen oder fliehen können.

Als ich mich an die Arbeit für dieses Buch machte, führte ich viele Gespräche mit Freunden und Bekannten.

Die einen erzählten spontan von eigenen Ängsten, so etwa der Angst vor Krieg, Angst vor Gewalt, vor Terror oder auch während einer Tunneldurchfahrt, im Fahrstuhl, während eines Fluges oder beim Zahnarzt.

Andere hatten Angst schon in krasseren Formen erlebt. Sie waren, wie ich, durch die Höllenfeuer der Angst- und Panikattacken sowie durch die Folterkammern der Angst vor der Angst gegangen.

Einig waren sich alle, daß Angst ein unerschöpfliches Thema sei. Und zugleich ein sehr persönliches.

Angst also ist uns allen bekannt, was jedoch nicht bedeutet, daß wir nun alle die gleichen Erfahrungen mit Angst verbinden. Zwischen den einzelnen Erlebnisweisen der Angst liegen Welten. Die *eine* Angst gibt es nicht.

Jeder Mensch hat seine angeborene Angst, aber auch erworbene Ängste, die im Laufe des Lebens hinzukommen können, ausgelöst durch gesellschaftliche, politische, ökologische, soziale und wirtschaftliche Umstände.

Wir sind uns nicht immer der Angst bewußt, aber sie ist stets in uns vorhanden und kann blitzschnell ins Bewußtsein treten, wenn sie durch ein aktuelles Ereignis ausgelöst wird.

Es gibt zahlreiche Definitionen, die das Phänomen Angst klar beschreiben. Und doch stehen wir im Bereich der Psychologie zunächst eher mit Vermutungen und Annahmen da.

Beweisführung ist nur bedingt oder partiell möglich, weil wir uns hier in einem Bereich bewegen, in dem letztendlich im wissenschaftlichen Sinne keine definitiven Gesamtergebnisse sicher nachgewiesen werden können.

Die Angstforschung ist in der Lage, körperliche Phänomene, die mit einer Angstattacke einhergehen, zu messen. Die Angst jedoch tanzt auf einem Parkett, das wir nicht vermessen können. Immerhin ist sie Ausdruck unserer Seele!

Ein akuter Angstzustand äußert sich unter anderem in körperlichen Reaktionen wie Spannungs- oder Erstarrungszuständen, Veränderung der Atem- und Herztätigkeit oder der Hauttemperatur und darauffolgend Zittern, Erbleichen und Veränderung der Wahrnehmung. Zudem sind folgende Elemente beteiligt:

- das Gefühl bzw. die Meinung, hilflos zu sein
- das Gefühl bzw. die Befürchtung, es könnte etwas Unangenehmes oder Schlimmes geschehen
- das Gefühl bzw. die Meinung, keine Hilfe zu finden.

Angst kann auf unser Denken und Handeln zweierlei Wirkung haben: Sie kann uns lähmen, sie kann uns aktiv werden lassen.

Angst als solche ist nicht krankhaft und auch nicht bedrohlich; das kann sie erst durch falschen Umgang mit ihr werden. Ein Übermaß an Angst kann uns genauso gefährlich werden wie zu wenig davon.

Theoretisch kann man vor allem und jedem Angst entwickeln. Sich vor etwas zu ängstigen kann real oder irreal sein, die Reaktion auf Angstgefühle angemessen oder überschießend.

Aus dem Stegreif fällt es leicht, eine Unzahl von Ängsten, die uns anfallen können, zu finden:

Angst vor dem Nachbarshund. Angst, allein das Haus zu verlassen. Angst im Dunkeln. Angst, nicht versetzt zu werden. Angst, das Abendessen für Gäste könnte anbrennen. Angst, allein zu sein. Angst vor Gewalt. Angst vor dem Chef. Angst vor einer Prüfung. Angst zu sterben …

Es ist von großer Wichtigkeit, zu erkennen und zu verstehen, welche tiefere Bedeutung unsere Ängste haben. Verdrängen wir unsere Angst ganz aus unserem Bewußtsein, geht das immer auf Kosten der Lebensqualität, und es können sich früher oder später psychosomatisch bedingte Beschwerden, Störungen oder Erkrankungen einstellen.

Ein Angstanfall kann jeden von uns attackieren, unabhängig von Alter, Geschlecht, Bildung und sozialem Status. Scheinbar urplötzlich dringt die Angst ins Bewußtsein, und wir reagieren darauf. Lassen wir später die Zeit vor der eigentlichen Attacke vor unserem geistigen Auge vorbeiziehen, finden wir oft eine längere Phase, in der der Betroffene – ohne es zu registrieren – negativem Streß ausgesetzt war.

Die Angstforschung nimmt aufgrund von neueren Auswertungen an, daß eine Angststörung selten vor dem 16. und nach dem 40. Lebensjahr zum ersten Mal auftritt. Gesichert ist diese Annahme jedoch nicht.

»Gerade wenn versucht wird, mit Wille, Beherrschung und Haltung oder mit Angstkonditionierung und Angstbewältigung mit verschiedenen Methoden oder auch mit Medikamenten, die Angst zu unterdrücken, kommt manchmal dieselbe Angstneurose mit einem ganz anderen Gesicht wieder zum Vorschein. Diese Tatsache zeigt uns, daß wir die phänomenologische Seite dieser Betrachtung nicht überbewerten dürfen. Die Ausdrucksformen sind immer nur das äußere Erscheinungsbild, das ›scheinbare‹, wie die Spitze des Eisberges, dessen größter Teil unsichtbar unter dem Meeresspiegel liegt wie das Vor- und Unbewußte im Menschen. Diese Spitze mag ihre Gesichter wandeln, der zerstörerische Druck jedoch bleibt bestehen.«

Wilfried Dogs

Die Angst hat nicht nur viele Gesichter, sie hat auch so unendlich viele Namen, daß ich nach dem Studium entsprechender Literatur im Umfange einer kleinen Bibliothek nicht mehr wußte, wie ich das, woran ich leide, nun nennen sollte. Meine Symptome trafen auf so vieles zu.

Die möglichen Symptome, die eine Angstattacke mit sich bringen kann, treten nicht alle auf einmal auf. Ich bin sicher, das könnte niemand durchstehen. Aber auch schon ein einziges (Herzrasen z. B.) oder einige der Symptome zusammen sind sehr unangenehm und qualvoll-bedrängend, so daß sich Ihre Reaktion darauf rasch zur Todesangst und Panik steigern kann. Die Intensität ist unterschiedlich: ein leichtes Schaudern oder in Erdbebenstärke des obersten Skalenbereichs und alle dazwischenliegenden Stufen.

Ein Angstanfall kann durch äußere Umstände, aber auch von innen erzeugt werden.

Im Bereich der Angststörungen empfinde ich die Panik nicht als ein selbständiges Symptom. Ich erlebte Panik immer nur als Steigerung der Angstgefühle. Gewissermaßen brannten alle Sicherungen durch, und die Panik fegte über mich hinweg. Das erträgliche Maß der Anspannung war dann einfach überschritten.

In der Regel eskaliert eine Angstattacke jedoch nicht immer zu einem Panikzustand. Panik ist eher die Umschreibung oder Beschreibung der höchsten Intensität der Angstgefühle.

»Die wichtigsten Dinge im Leben, hier die innere Ausgewogenheit und das Selbstvertrauen, kann man nicht machen und mit dem Willen schaffen, sondern nur mit der bedingungslosen Aufgeschlossenheit wachsen lassen. Das können wir an der Panik lernen, und darum ist die Panik gut. Sie möchte uns lehren, das nächste Mal ehrlicher auf den Höllenhund und auf die zur Angst verzauberte Gefühlswelt zuzugehen, um sie zu erlösen.«

Wilfried Dogs

Ängste gehören zu den Gefühlen, die »gern« verdrängt werden. Oft sind sie so gründlich verdrängt, daß sie (vorerst!) nicht einmal mehr wahrgenommen werden. Sie manifestieren sich dann bevorzugt in körperlichen Beschwerden und Verhaltensweisen, die zunächst mit Angst nicht in Verbindung gebracht werden:

Schwindelgefühle, Schwächegefühle, ständige Müdigkeit, Leistungsabfall, Unwirklichkeitsgefühle, Orientierungsverlust, Konzeptlosigkeit, Konzentrationsschwierigkeiten, innere Unruhe, Erröten, Schwitzen, Gereiztheit, Zwänge, steigender Alkohol- und Nikotinkonsum, soziale Abkehr, Schlaflosigkeit, schneller Puls, Herzrasen, Allergieanfälle, Schluckbeschwerden, Eßstörungen, Verdauungsstörungen, Magenschmerzen, Gallenbeschwerden, Haarausfall, Selbstmordgedanken, Asthma, Atemnot, trockener Mund, Kloß im Hals, Abnahme des sexuellen Verlangens, Hautausschläge, häufige Kopfschmerzen, Appetitlosigkeit, Nervosität, Angst- und Panikattacken, Rückenschmerzen, Gelenkschmerzen, weiche Knie, Zittern, Schwitzen, labiler Blutdruck.

All die genannten körperlichen Symptome können natürlich durchaus auch Anzeichen einer organisch bedingten Krankheit sein. Es ist mir daher wichtig, darauf hinzuweisen, daß beim Auftreten derartiger Beschwerden selbstverständlich immer zunächst ein Arzt zu konsultieren ist. Wenn eine organische Krankheit ausgeschlossen ist, also kein pathologischer Befund vorliegt, handelt es sich um seelisch bedingte Störungen.

Ich möchte in diesem Buch in erster Linie auf die Angst eingehen, die offen zutage tritt. Wichtig ist es mir allerdings, im folgenden kurzen Abschnitt auch auf die Ängste einzugehen, die das Denken, Fühlen und Handeln vieler Menschen beeinflussen, so sehr, daß sie in Gleichgültigkeit verharren, antriebslos sind, zu müde und zu erschöpft, das zu tun, was sie eigentlich wollen.

Die Erwartungen der Gesellschaft an unser Verhalten veranlassen uns, mehr oder weniger schädliche Verhaltensweisen zu entwickeln. Wir verleugnen und verdrängen einen Teil unserer Gefühle. Wir verschweigen auch einen Teil unserer Gefühle, insbesondere solche, deren wir uns schämen und die nach den gesellschaftlichen Normen nicht »salonfähig« sind. Hierzu gehören Angst, Wut, Trauer, Haß.

Statt dessen ziehen viele ein förmliches und angepaßtes Verhalten vor. Sie sind »korrekt«, fleißig, lieb und hilfsbereit und doch nicht echt, da sie verheimlichen, was sie wirklich denken und empfinden.

Grundlegende Veränderungen verunsichern. Daher verharren viele in ihrer Langeweile, ihrem Ersatzdasein, in ihrem Leid und Unglück, das ihnen wenigstens vertraut ist. So ist ihnen der Blick versperrt für neue Möglichkeiten, auch für die Chance, ein erfüllteres Leben zu führen.

Viele wissen nur noch, was sie tun müssen, sollen und probieren nicht mehr aus, was sie können!

Auch du wolltest wie die andern
fest in einem Weltbild stehn,
statt die Ängste zu durchwandeln,
übst du sie zu überstehen

Konstantin Wecker

Aus meinem Tagebuch zitiert: *1992*

Sich der Ungewißheit aussetzen, sie suchen und bewußt versuchen, sie zu erleben und zu ertragen, sich öffnen und nicht in ***scheinbarer*** *Gewißheit sich zu wähnen, kann angst machen.*

In dem Leben, das der satte Normal-Bürger führt, wird der Angst nur widerwillig Platz zugestanden. Fragt man ihn konkret danach, wird er Angstgefühle und Angstattacken nicht kennen. Sagt er jedenfalls.

Ich wollte nicht mein Leben mit Pauschalitäten vergeuden. Denn sind es nicht die Pauschalitäten, diese Gewohnheiten, diese Fadheit und Langeweile, die überwiegend das Leben der Menschen bestimmen, die sie zahlen, um die Angst zu verdrängen?

Um Himmels willen, Angst dürfen wir nicht haben. Angst wollen wir nicht haben. Angst haben wir nicht. Aber wir haben eine Heidenangst vor der Angst.

Alles, was von dieser streng festgelegten Regelmäßigkeit abweicht, wird zunächst als negativ hingestellt. Orientiert es sich nicht an den derzeit gültigen Normen, wird es schnell miesgemacht. Ist das Flucht vorm Leben? Oder ist es Flucht vor der Angst?

Es ist natürlich einfacher, die Stimme in sich zu überhören und dem Allgemeingültigen zu folgen. Es ist der einfachste, der ebenste und langweiligste und verlogenste Weg.

Ich kann es ja verstehen… es tut weh, etwas Neues überhaupt nur an sich rankommen zu lassen, geschweige denn zu überprüfen. Das bisher Gelebte könnte sich ja als Pleite generell oder als JETZT NICHT MEHR AKTUELL herausstellen. Oft finde ich heftigste Abwehr dort, wo man nicht herumkratzen möchte, dort, wo man betroffen sein oder/und vor seiner Lebensleere stehen könnte…

Wenn die Angst überschiesst

Wie unübersichtlich auch die
Struktur einer Neurose sein mag,
die Angst ist der Motor,
der den neurotischen Prozeß
in Gang setzt und in Bewegung hält.

Karen Horney

Beginnen wir unseren Streifzug mit Ängsten, die wohl jeder schon einmal erfahren hat: Lampenfieber und Prüfungsangst.

Millionen von Prüflingen zittern, bibbern und leiden unter der Angst vor dem Termin, wo es um alles oder nichts geht. Die Anforderungen und der Druck in unserer Leistungsgesellschaft sind enorm hoch. Ist es nicht normal, wenn Anspannung auftaucht, den Schul- oder Studienabschluß nicht zu schaffen, bei der Führerscheinprüfung oder einem Bewerbungsgespräch durchzufallen? VERSAGEN droht in grellen Lettern vor unserem geistigen Auge!

Auch hier gilt: Wir müssen erkennen, daß wir der Angst nicht hilflos ausgeliefert sind, sondern daß wir ihr entgegentreten müssen und standhalten können.

An sich haben Lampenfieber und Prüfungsangst eine positive Funktion: Wir sind uns der Wichtigkeit der zu bewältigenden Aufgabe bewußt. Wir wissen aber auch um die Möglichkeit, den jeweiligen Anforderungen nicht zu entsprechen, zu versagen und nicht zu erreichen, was wir erreichen wollen. Diese Vorstellung kann uns ängstigen. Und das ist eigentlich gut. Hier haben wir die Angst in motivierender Funktion: Wir bereiten uns bestmöglich vor. Wir lernen und üben. Wir setzen alles daran, das jeweilige Ziel zu erreichen, die Hürde zu nehmen. Würden wir Prüfungsangst und Lampenfieber nicht kennen, dann wäre es durchaus möglich, daß wir weniger Motivation hätten, uns auf eine Prüfung, einen öffentlichen Auftritt, eine wichtige Verhandlung, eine Rede vorzubereiten.

Auch die körperlichen Sensationen, die kurz (manchmal nur Stunden, manchmal Tage) vor einem öffentlichen Auftritt oder einer Prüfung auftreten können, sind im Grunde positiv. Alle Konzentration wird gesammelt, alle für das bevorstehende Ereignis nicht absolut wichtigen Körperfunktionen werden herabgesetzt. Ihre körpereigene Chemie läßt Sie hellwach werden.

Erst wenn wir uns unseren Angstgefühlen gegenüber, die das Lampenfieber oder die Prüfungsangst hervorrufen, hilflos fühlen, können diese uns tatsächlich behindern, uns gefährlich werden. Es kann sogar sein, daß jemand allein aufgrund dieser unbewältigten Angstgefühle die Prüfung, den Auftritt oder das Bewerbungsgespräch verpatzt, obwohl er aufgrund der Vorbereitung, aufgrund seines Wissens und seiner Fähigkeiten durchaus in der Lage gewesen wäre, die Situation zu meistern.

Jeder Prüfungssituation und jeder Aktivität, die Lampenfieber hervorrufen kann, müssen Sie geeignete Bewältigungsstrategien, ein gutes Angstmanagement entgegensetzen. Darauf werde ich noch ausführlich eingehen. Lesen Sie aber zur weiteren Verdeutlichung die folgenden Beispiele aus meinem persönlichen Schreckenskabinett der überschießenden Angst.

Herzangst

Nehmen wir uns Konflikte, die die Ängste verursachen, zu sehr zu Herzen, kommt es oft zu dramatischen Situationen. Meist beginnt alles mit einem plötzlichen Anfall. Das Herz kommt aus dem Rhythmus, schlägt rasend, pocht schmerzend in der Brust. Wird die körperliche Befindlichkeit als gefährlich eingestuft, kommt Angst dazu. Die Reaktionen auf das Angstgefühl, wie Schweißausbrüche, Halsenge, Atemnot, Schmerzen in der Brust und Zittern, beunruhigen zusätzlich. Todesangst und Panik ergreifen den Betroffenen.

Zu diesem Zeitpunkt wird häufig der Notarzt gerufen. Viele Menschen mit Herzangst haben sich bei dessen Eintreffen schon wieder einigermaßen beruhigt. Auch ich fühlte mich lange Zeit in der Nähe einer Arztpraxis, eines Krankenhauses sicherer, sozusagen für den Fall der Fälle, daß mein Herz wieder »zu spinnen« anfängt. Allein schon die Anwesenheit eines Arztes hat für Menschen mit Herzangst einen stark beruhigenden Einfluß.

Wird kein organisch-krankhafter (pathologischer) Befund festgestellt, kann das bei Erstbetroffenen häufig Verwirrung, Mißtrauen und sogar ein bißchen Enttäuschung auslösen.

Bei einer einzigen Untersuchung bleibt es in der Regel nicht, denn der Betroffene spürt trotz der Diagnose, das Herz sei in Ordnung, Schmerzen und Mißempfindungen. Daher wird erneut ein Arzt aufgesucht, weitere Untersuchungen folgen. EKGs werden gemacht in Ruhe und nach Belastung, und sogar ein 24-Stunden-EKG wird geschrieben, für das man einen Tag lang einen kleinen Kasten mit sich herumtragen muß. Doch es bleibt dabei: Alles in Ordnung! Keine ungewöhnlichen Befunde!

Wie viele EKGs an meinem Herzen vorgenommen wurden, kann ich gar nicht mehr zählen. Im Verlauf der Bewältigung und Auflösung meiner Herzangst habe ich später bewußt darauf verzichtet, wegen jeder (damals oft auftretenden und trotzdem immer wieder beängstigenden) Herzsensation meinen Arzt aufzusuchen und um erneute Untersuchungen zu bitten.

1987

»Ich habe Angst, an einem Herzinfarkt zu sterben. Darum sorge ich mich nun schon, fast tagtäglich, glatte fünf Jahre. Wenn ich aber nun wirklich irgendwann daran sterben sollte, so wird das Vorsorgen überhaupt nichts genutzt haben. Es

hat eher noch begünstigend gewirkt. Es ist also nicht nur nutzlos, es ist sogar bedrückend, lähmend, schädigend. Teilweise erreiche ich mit dieser Angst, daß mir diese Sorgenlast noch mehr aufs Herz drückt. Sie wirkt so verkrampfend.«

Einerseits hat es mich jedesmal beruhigt, wenn ich eine aktuelle EKG-Untersuchung mit einem negativen Befund verbuchen konnte. Rückblickend bin ich allerdings nicht sicher, ob mir das tatsächlich gutgetan hat. Allein die Tatsache, daß ich immer wieder zu einer solchen Untersuchung gerannt bin, verfestigte in mir den Gedanken, daß vermutlich doch eine Krankheit oder Schädigung am Herzen vorliegen müsse.

Die Ärzte, die ich konsultierte, lehnten die Untersuchung nie ab, was bei mir, damals unbewußt, Unsicherheit hervorrief: »Wenn ständig neue Untersuchungen erfolgen, gehen sie vermutlich auch davon aus, es könnte etwas nicht stimmen!« Andererseits: Wäre ich praktizierende Ärztin, würde ich dazu neigen, eine Untersuchung lieber mehrfach zu wiederholen, als zu riskieren, bei einem Patienten eine Herzkrankheit zu übersehen.

Heute bin ich frei von der Fixierung, eine Herzkrankheit zu haben, einen Herzinfarkt zu erleben oder dem Sekundenherztod zum Opfer zu fallen. Bin ich sehr angespannt, poltert mein Herz, und es rast auch zuweilen. Ich spüre Beklemmungsgefühle in der Brust, und ich fühle mich benommen. Ich kann diese Symptome jetzt besser einordnen und bewerte sie nicht mehr so dramatisch. Ich weiß, daß sie auftauchen können, wenn ich in einer der klaustrophobischen Situationen bin, die mir verblieben sind und immer noch zu schaffen machen. Ich habe gelernt, daß das Herzrasen und die Beklemmungen in der Brust nicht gefährlich, sondern Ausdruck meiner Anspannung oder Frustration sind.

Gerade Menschen mit Herzangst oder Herzneurose (hier sind übrigens laut Statistik Männer am häufigsten betroffen!) haben Schwierigkeiten, diese Diagnose für sich zu akzeptieren. Etwas am Herzen haben, das ginge ja gerade noch, ist auch im Bekanntenkreis leicht zu erklären; aber eine Angststörung oder Neurose? Psychisch bedingt! Das mögen die wenigsten der Betroffenen auf sich beziehen. Es vergehen oft Jahre, bevor sich diese Menschen klar darüber werden, was mit ihnen los ist, und sie sich durchringen können, geeignete Maßnahmen zu ergreifen (wie z. B. eine Psychotherapie), die ihre Herzangst lindern oder auflösen können.

Angst vor Dunkelheit und Alleinsein

Eine ganz real begründete Angst kann die Angst vor Dunkelheit sein. Dunkelheit schränkt uns in der Wahrnehmung der Umwelt und der Orientierung ein.

Ich hatte im Laufe der Zeit eine starke Angst entwickelt, allein im Haus zu sein. Anfangs konnte ich mich weder tagsüber noch bei Dunkelheit allein dort aufhalten. Einerseits fürchtete ich, keine Hilfe zu finden im Falle einer Angst- oder Panikattacke oder gar eines Herzinfarktes. Andererseits fürchtete ich mich vor Überfällen und Einbrechern. Auf diese mögliche, wenn auch wenig wahrscheinliche Bedrohung griff ich lange Zeit zurück, um meiner Angst einen greifbaren und realen Inhalt zu geben.

Meine Anspannung steigerte sich drastisch, sobald die Dunkelheit hereinbrach.

War Volker, mein Mann, die Nacht außer Haus (was beruflich bedingt häufiger vorkommt), brauchte ich einen »Babysitter« für mich.

Nachdem ich gelernt hatte, mit meinen Ängsten allein im Haus umzugehen, mich ihnen zu stellen, nahm ich mehrfach die letzte verbliebene Hürde, nachts allein im Haus zu schlafen, in Angriff. Ich scheiterte aber immer an der altvertrauten und häßlichen Erwartungsangst. Oft ergriff ich die Flucht und fuhr mit meinen zwei Hunden per Taxi nach

Obernkirchen in mein Wohnbüro, wo wenigstens noch jemand im Haus wohnte.

Ich stand selbstverständlich auch auf, wenn Volker früh aus dem Haus mußte, und schlug mir dann die halbe Nacht um die Ohren.

1992

»Volker ist seit 4.30 Uhr fort, um vertretungsweise Lkw zu fahren. Ich bin natürlich aufgestanden, da es draußen noch dunkel war.

Warum nur macht mir diese Dunkelheit solche Angst? Ich meine, eigentlich hat sie mich bis jetzt gar nicht geängstigt. Es ist mehr die Erwartung, daß sie mich sicher ängstigen wird, denn schließlich geht das schon seit mehr als zwanzig Jahren so. Oder mein ganzes Leben lang? ***Warum also sollte es heute anders sein? Ja – und warum sollte es heute eigentlich nicht tatsächlich einmal anders sein?*** *Oder, ab heute, immer.*

Die Idee, es könnten ausgerechnet heute und jetzt an diesem Ort einige Einbrecher schon darauf gelauert haben, daß Volker wegfährt, und so die Gelegenheit gegeben sei, mir etwas anzutun, erscheint mir zu Beginn dieses Tages doch ziemlich absurd, zumal es keine Regelmäßigkeiten gibt, an denen ein Außenstehender erkennen könnte, daß ich um diese Zeit allein im Haus bin.

Ich schaue aus dem Fenster. Jetzt schälen sich langsam die vertrauten Konturen (das Nachbarhaus, unser Geländewagen, die Bäume, die Mauern und Hecken, die Telegraphenmasten) aus der Dunkelheit. Es dämmert, und ich fühle mich besser. Gleich ist es halb sechs, und ich weiß, daß dann bei den ersten Frühaufstehern im Ort der Wecker klingelt, daß außer mir auch andere wach sind, daß das Dorf zu leben anfängt. Wie jeden Morgen.

Die Zeit, die es brauchte, um so dämmerig-hell zu werden, wie es jetzt ist, war lang. Der Zeiger meiner Uhr ist nur 30 Minuten weitergerückt. Mir kommt es vor, als habe er einige Stundenrunden gedreht. Es ist immer so: Wenige Minuten voller Anspannung, Angst und Panikerwartung erscheinen mir verdammt lang.

Ich habe mich beschäftigt. Ich habe den Müll zusammengepackt, um ihn dann (wenn es ratzehell ist) rauszustellen. Ich habe den Frühstückstisch abgeräumt, den PC angestellt. Dann die übliche Prozedur im Bad. Und dabei immer wieder den kontrollierenden Blick aus dem Fenster... Wann wird es endlich richtig hell!

Und natürlich gespitzte Ohren! Geht irgendwo eine Tür? Gibt es ein unvertrautes Geräusch? Splittert irgendwo ein Fenster? War da ein leiser Schritt? Aber alles ist ruhig.

Und selbstverständlich geschärfte Aufmerksamkeit für meinen Körper! Fängt das Herz an zu rasen? Bekommst du richtig Luft? Steigt Panik hoch? Aber alles ist ruhig.

Die Vögel zwitschern jetzt schon ganz munter, und ich beginne, mich ein wenig zu entspannen.

Nun, denke ich, du kannst das ja, es ist doch gar nicht so bedrohlich hier. Wie lange willst du noch Angst vor einem Überfall haben – in deinem Haus, in dem Land, in dem du geboren bist, oder anderswo? Hier muß ich lernen und verinnerlichen, daß es (meistens) nicht der Ort ist, wo ich mich befinde, und auch selten tatsächlich eine Frage von Helligkeit oder Dunkelheit ist. Die Angst, die Bedrohung, kommt aus mir heraus.

Etwas später:

Jetzt hat es mich aber doch erwischt... Ich war mir eben sicher, daß es geklopft hat. Ich habe es deutlich gehört. Blitzartig wird mein Herzschlag schnell, und ich stürze zur Tür, aber es ist nichts... uff!!! Meine Hunde hatten das Geräusch wohl nicht vernommen. Sie bleiben ruhig. Vermutlich hat es einer von ihnen verursacht.

Robert, ein Nachbar, ist eben am Fenster vorbeigegangen. Er ist der erste, der hier zur Arbeit aufbricht. 5.35 Uhr. Auch ein Auto fährt bereits vor, um beim Nachbarn eine Zeitung oder einen Werbezettel in den Briefkasten zu stecken. Eine Frau, ziemlich dick, scheint weder Angst in der Dunkelheit noch vorm Autofahren zu haben. ›Könnte ich das bloß auch!‹ denke ich.

Draußen ist es mittlerweile so hell, daß ich das junge Blattgrün vom Gelb der langsam verwelkenden Forsythienblüten und das Weiß der erwachenden Kirschblüte unterscheiden kann.

Auch die Stille ist nicht mehr so ungebrochen. Von der Hauptstraße her konkurriert Motorengeräusch mit dem Vogelmorgenlied. Und ich fühle mich jetzt befreit. Die Dunkelheit bin ich für heute los.«

Heute ist es mir möglich, im Haus allein zu sein, auch in der Dunkelheit. Nachts allein zu schlafen ist auch kein Problem mehr.

Klaustrophobie

Klaustrophobie bedeutet Angst in geschlossenen Räumen. Lateinisch claustrum = Schloß und griechisch phóbos = Furcht.

1995

»Eingesperrtsein werde ich immer hassen!!

Ich will nicht eingesperrt sein. Ich brauche Platz und Freiraum. Ich hasse Enge. Dies gilt für räumliche ebenso wie für geistige, gedankliche Gegebenheiten. Ebenso brauche ich Handlungsfreiheit. Spielraum!«

Angst in geschlossenen und/oder kleinen Räumen ist bei weitem nicht alles, worin sich Klaustrophobie äußern kann.

Klaustrophobische Anfälle attackieren mich in Fahrstühlen, Restaurants, Wartesituationen und öffentlichen Verkehrsmitteln. Ein wesentliches Element der Klaustrophobie, gewissermaßen ihr Motor, ist meine Angst vor der Angst.

Früher konnte ich Großstädte absolut nicht ertragen. Die vollen Straßen mit Auto- und Menschenmassen irritierten mich, brachten mich an den Rand des Erträglichen. Hohe Gebäude bedrängten mich, und in Straßenschluchten zwischen Wolkenkratzern ergriff die Beklemmung von mir Besitz.

U-Bahnfahren, Unterführungen und Passagen zu benutzen war mir ein Supergreuel. Riesige Kaufhäuser engten mich ein und bedrängten mich zugleich durch die schrille Überfüllung und Präsentation der Konsumgüter. All dies erlebte ich als furchtbar beängstigend; ich fühlte mich bedroht.

Bevor ich mich damit richtig auseinandersetzte, bewegte ich mich in Großstädten nur unter permanenter hoher Anspannung. Gab es von meinem Plan (gespickt mit »Sicherheiten«) nur die geringste Abweichung, steigerte ich mich schnell in Angst- und Panikerwartung. Und oft erfüllte sich meine Erwartung dann auch, und ich verließ fluchtartig die Stadt.

Da ich Großstädte an sich sehr gern mag und es liebe, mich dort für eine Weile aufzuhalten, war meine Motivation hoch, diese immer wieder aufzusuchen, um mich dort entspannter bewegen zu können.

Großstädte sind für mich heute kein Problem mehr, wenngleich ich mich nach wie vor lieber zu zweit als allein dort aufhalte.

Ich habe zwar gelernt, mich auch diesen als bedrohlich erlebten Situationen zu stellen, aber noch heute nehme ich lieber die Treppen statt den Fahrstuhl, sitze ich in Flugzeugen, Konzerten oder im Kino so nahe wie möglich am Ausgang. Ich muß mir einen Fluchtweg freihalten. Die Angst dicht unter der Haut.

Im Restaurant sitze ich ungern an einem Tisch mitten im Raum. Toilettentüren in Restaurants, Flughäfen oder anderen öffentlichen Gebäuden schließe ich fast nie ab. Heute könnte ich das tun, aber es würde stets ein erhöhtes Maß an Anspannung bedeuten. Diese Energie spare ich mir lieber für Wichtigeres.

Gerade in Großstädten, wo ich mich mit kleinen, winzigen Schritten, allein mit all meinen Erwartungsängsten, in für mich angstbesetzte Situationen wage, habe ich eine gute Hilfe gefunden. Geht es mir schlecht, greift die Panik nach mir, dann finde ich fast immer jemanden, der Ähnliches zu verspüren scheint. Intuitiv kann ich das erkennen. Diese Person spreche ich dann direkt an. Wenn es ganz dick kommt, auch irgend jemand anderen. Ich sage manchmal nur irgend etwas, um etwas zu sagen, Ablenkung zu haben. Oder ich sage ganz offen, daß ich Angstattacken habe und daß mir das Gespräch hilft, mich wieder einigermaßen zu fangen.

Ich mußte feststellen, daß die Klaustrophobie Hand in Hand mit psychischem Druck und Belastungen arbeiten kann. Insofern treten die phobischen Reaktionen nicht nur dann auf, wenn ich mich in einem engen oder verschlossenen Raum befinde. Auch eine Einengung durch Termine, durch ein Arbeitspensum oder ähnliches kann bei mir hohe Anspannung bis hin zu Angst- und Panikattacken auslösen bzw. hervorrufen. Ich fühle mich beispielsweise ebenso eingesperrt in Ereignisse, Situationen und Aufgaben, die ich – einmal angefangen – beenden muß: Reisen, Veranstaltungen, Lesungen, Besprechungen.

1991

Vormittags diverse Besprechungen im Haus. Als der Mann vorfährt, fällt sie mir wieder ein: eine wenig bedeutende Besprechung, zu der wir verabredet sind. Ich hatte sie vergessen (verdrängt, da sie mir lästig war?). Schlagartig geht mein Hals zu, der Kloß im Hals ist deutlich spürbar.

Ich will nicht mehr, will nicht noch mehr Zeit für »Notwendigkeiten« hergeben. Ich will mich endlich zurückziehen zu meiner Arbeit, zu Buchprojekten, Fotografie, Malerei,

Studien oder in meinen Garten. Zu Aufgaben, die mich wirklich interessieren und reizen, zu Projekten, die in den vergangenen Wochen untergingen in Telefonaten, Besprechungen, Sitzungen, dringenden, aber langweiligen Presseterminen, stinknormalen Korrespondenzen, Betreuungsaufgaben und viel unnützem Gerede.

Ich mußte diese Dinge aber erledigen. Irgendwie. Begleitet von einer Unkonzentriertheit, die mich schon seit Tagen nervte und sich auch körperlich manifestierte. Ich will nicht nur funktionieren und Notwendigkeiten als erledigt abhaken. Ich will nicht gefangen sein in einem Zeit-, Pflicht- und Angstnetz!

Die Besprechung mit Herrn L. befindet sich noch in der ersten »Schwafelphase«. Wie geht es? Wie läuft das Geschäft? Blabla. Schon jetzt fällt mir das Durchatmen schwer. Ich fange an, innerlich zu zittern. Wo ist der Ausgang? Exit, please! Zunächst bin ich versucht, Herrn L. zu drängen, die Besprechung rasch durchzuziehen. Punkt für Punkt. Ich merke aber schnell, daß das keinen Sinn macht, daß wir für all das, was anliegt, mindestens eine Stunde brauchen.

Es ist 14.30 Uhr. Ich biete Getränke an und »rette« mich mit Rotwein, zittere beim Einschenken. Verdammt, auch das noch! Diese »Macke«, wie ich es zu nennen pflege: Ich zittere immer beim Einschenken oder Zuprosten oder Speisenauflegen, wenn ich nur daran **denke,** *daß ich zittern könnte.*

Sowieso schon innerlich aufgelöst, gesellt sich jetzt noch das schlechte Gewissen dazu, um diese Zeit schon Alkohol zu trinken. Herr L. hat Wasser gewählt. Was er wohl über mich denken mag?

Der Alkohol löst mich nur scheinbar. Die Verhandlung stehe ich durch. Mein Körper schmerzt vor Anspannung, weil ich mir (in diesem Fall) nichts anmerken lassen will. Das gelingt auch.

Eineinhalb Stunden später: Herr L. ist gegangen, die Besprechung zu Ende. Befreiung. Erschöpftsein. Weinen. Tränen lockern und entkrampfen.

Später, am Abend, fühle ich mich bei einem Fototermin und dem anschließenden Essen gut, ich fühle mich frei von allen körperlichen Beschwerden, frei von Zittern, frei von allen Symptomen, die mich von 12.00 bis 17.00 Uhr gepeinigt haben.

Ich habe festgestellt, daß ich an Tagen, an denen ich sehr viel und unter Druck arbeite, vor lauter Kleinklein jedoch kaum zu konzentrierter Arbeit komme, für klaustrophobische Attacken anfälliger bin. Mein Gesamtzustand kann sich dann rapide verschlechtern. Kürzlich, als wir zu einem Gesprächstermin in einem Unternehmen fuhren, das in einer alten Burganlage untergebracht ist, stand mir dieser Termin schon den ganzen Tag im Weg.

Murrend fuhren wir los und mußten feststellen, daß diese alte Burg mit ihrem wunderschönen Park nunmehr für die Öffentlichkeit gesperrt ist. Ein massiver Zaun mit elektronischer Überwachung der Einfahrt umgibt das Gelände. Das ärgerte mich zusätzlich. Die Atmosphäre in der Burg ist ohnehin eng von den Räumlichkeiten her, der Fahrstuhl winzig ... Schon waren die Gedanken wieder da ... Du wirst keine Luft mehr bekommen. Du mußt hier raus: aus diesem Fahrstuhl, aus diesem kleinen Beratungszimmerchen, aus dieser Burg, aus dieser Situation.

Die Klaustrophobie zeigt sich nicht immer so direkt und massiv wie in meiner »Citroën-Geschichte«: Ein Bekannter von uns kam eines herrlichen Sommertages mit seinem Citroën DS 21 zu Besuch. Ein tolles Modell aus den sechziger Jahren, in knalligem Rot, das selbst meine längst vergangene Autobegeisterung kurz wieder aufleben ließ. Ich konnte nicht widerstehen, mich in dieses Auto zu setzen. Das brachte mich, absolut unerwartet, direkt in eine klaustrophobische Situation:

Kaum nämlich hatte ich die Autotür hinter mir zugeschlagen, wurde mir klar, daß ich mir vorher nicht angeschaut hatte, wie ich die Tür wieder öffnen kann. Verdammt! **Sofort** setzten bei mir alle körperlichen Reaktionen ein. Ich geriet blitzschnell in Panik, nachdem ich keinen normalen Türöffner fand. »Du mußt hier raus!« Der Schlüssel steckte ebenfalls nicht, so daß es nicht möglich war, die Zündung anzustellen und durch Hupen auf mich aufmerksam zu machen.

Volker und Bernd, der Fahrer der »Kiste«, in der ich mich nun gefangen wähnte, waren bereits in unserer Werkstatt verschwunden. Das konnte erfahrungsgemäß Stunden dauern. Würde es mir gelingen, die Scheiben einzutreten?

Das Gefühl des Eingeschlossenseins schränkte meine Wahrnehmung und mein Denken in der Situation so weit ein, daß ich nach Schaltern suchte, um die Fenster (wie gewohnt elektronisch) zu öffnen. Ich kam gar nicht auf die Idee, daß ich es bei diesem Fahrzeug älteren Baujahres einmal mit den Kurbeln versuchen sollte.

In diesem aktionsunfähigen und panisch-gelähmten Zustand verharrte ich wenige Minuten, bis es mir gelang, mich einigermaßen zur Ruhe zu zwingen, und meine Lage besser betrachten konnte. Ich fand dann endlich den kleinen Pinn zum Türöffnen und sogar die Kurbel, mit der ich das Fenster herunterdrehen konnte.

Agoraphobie

Diese Bezeichnung setzt sich zusammen aus griechisch agorá = Marktplatz, Versammlungsort und griechisch »phóbos« = Furcht.

Diese Phobie wurde allgemein als Angst beim Überqueren von Plätzen und Straßen bezeichnet. Häufig wird auch von Platzangst gesprochen. Das halte ich jedoch für irreführend, da Agoraphobie sich nicht allein auf Angst vor weiten Plätzen beschränkt. So klar einzugrenzen ist diese Angststörung nicht.

Typisch für Menschen mit Agoraphobie ist die Angst,

allein das Haus zu verlassen, sich überhaupt allein, ohne Begleitung, außerhalb des Hauses zu bewegen: essen zu gehen, ein Kino, Theater oder Konzert zu besuchen, einzukaufen und überhaupt öffentliche Plätze aufzusuchen. Die Herkunft der Bezeichnung ist nicht als Marktplatz, im Sinne von räumlich weitem Platz, sondern als Ort öffentlicher Zusammenkunft zu verstehen.

Überallhin begleitet den Betroffenen die Angst zu fallen, bewußtlos zu werden, die Kontrolle über sich zu verlieren, hilflos zu sein und zu sterben.

Die Agoraphobie kann sich rasch so stark ausweiten, daß Betroffene nicht mehr in der Lage sind, das Haus zu verlassen. Tausende leben über Jahre nur in den eigenen, »sicheren« vier Wänden. Selbst der Weg zum 200 Meter entfernten Zigarettenautomaten oder zur Mülltonne vor der Haustür kann gnadenlose Qualen bereiten oder erscheint dem Betroffenen nicht möglich zu sein. Versuche, diese Strecken dennoch zu bewältigen, sind mit sehr unangenehmen Gefühlen der Anspannung, der Angst, der Panik verbunden.

Durch die Tendenz, diese quälenden Gefühle und die auslösenden Situationen zu vermeiden, entsteht eine hohe innere Barriere. Sie zu überwinden wird zunehmend schwieriger, bis es als absolut ausgeschlossen eingestuft wird, sich in diese Situation zu begeben. Und schon sitzen wir in unserer selbstgebauten Falle.

Besonders bezeichnend ist der »sichere« Ausgangspunkt, den sich Menschen mit Agoraphobie fast immer schaffen.

Ist dieser sichere Punkt (wie häufig) die eigene Wohnung, steigt der Anspannungspegel, je weiter man sich davon entfernt. Der jeweiligen Entfernung entsprechend, schätzte auch ich die Gefährlichkeit der Situation ein. Zum besseren Verständnis: »Die Situation« ist hier keine besondere, sondern einfach die Tatsache, daß ich mich von meinem sicheren Punkt entferne (»Weiter kann ich nicht...«). Näherte ich mich wieder meinem »sicheren« Punkt, konnte ich mich meistens entspannen.

Auch auf Reisen schuf ich mir »sichere« Punkte: die Stadt, in der wir uns aufhielten; das Hotel, in dem wir wohnten; das Hotelzimmer, mein vorübergehendes Zuhause. Oder der »sichere« Punkt war der nächste Ort mit einem Krankenhaus.

Entfernte ich mich zu weit von diesem »sicheren« Punkt, setzte Unruhe ein, und ich mußte umkehren. Woran ich »zu weit« jeweils messe, ist schwer zu sagen. Ich **weiß** einfach, entferne ich mich jetzt noch weiter, wird die Unruhe sich zur Anspannung und schließlich bis zur Panik steigern. Die Erfahrungen, wenn ich es dennoch tat, waren oft überraschend anders und keineswegs so bedrohlich, wie ich es mir vorgestellt und erwartet hatte.

Allein zu verreisen, ist mir bis heute nur begrenzt und geplant möglich. Ich benötige fast immer eine »sichere« Person, die mich begleitet und die weiß, wie sie mit mir umgehen muß, wenn meine Energien nicht reichen, mein Vermeidungsverhalten allein zu durchbrechen und aufzulösen.

»Aus der in der Angst übermächtig manifestierten Selbstunsicherheit hat sich ein Verlangen nach Geborgenheit überwertig entwickelt. Diese Geborgenheit finden die Kranken im eigenen Heim, vor allem in der Gegenwart von Angehörigen. Allein, auf sich gestellt, werden sie hilf- und kopflos, die Wogen der Angst schlagen über ihnen zusammen. Um der Angst zu entfliehen, klammern sich die Kranken dort an, wo ihnen diese Geborgenheit geboten scheint. Sie vermeiden es, sich zu exponieren. Sie »richten sich ein«, wie sie meinen, gegen die Angst. Doch gibt sie, die Angst, ihre Herrschaft in Wirklichkeit keinen Augenblick auf. So bildet sich das phobische Arrangement mit seiner charakteristischen Beeinträchtigung der Bewegungsfreiheit. – Unfreiheit ist der Preis für scheinbare Sicherheit.«

Friedrich Braasch

In mir tobt es, aber man sieht mir nichts an. Ein agoraphobischer wie auch klaustrophobischer Anfall, der sich nicht zur totalen Panik steigert, ist äußerlich kaum erkennbar.

1985

Da ich keine Zigaretten mehr hatte, gab es Grund genug, in die Stadt zu fahren. Schon beim Losgehen, bei der Annäherung zum Auto, fühlte ich mich sehr angespannt. Also fuhr ich nicht in die Stadt, sondern nur 500 Meter weiter auf den Hof eines Getränkehändlers, um dort die Zigaretten aus dem Automaten zu ziehen.

Es ärgerte mich, daß ich die Straße, in der ich wohne, nicht verlassen hatte. Mit einer solch engen Eingrenzung der »Sicherheitszone« war ich nun doch nicht mehr einverstanden.

Also fuhr ich anschließend noch in die Stadt, litt unter Anspannung und kontrollierte ständig meinen Atem, ob ich noch Luft bekomme. Ich kontrollierte auch mein Sehen. War das Blickfeld irgendwie eingeschränkt? Sehe ich schwarze Schlieren? Wird mir schwarz vor Augen? Und ich kontrollierte, wie ich meine Umwelt wahrnahm. Wurde etwas unwirklich, wie in Watte gepackt? Hatte ich mich unter Kontrolle?

In der Stadt parkte ich relativ weit entfernt von dem über Mittag geöffneten Lebensmittelmarkt. Ich wollte es wenigstens schaffen, Quark, Käse und Eier einzukaufen. Die Stadt war leer. Das kam meiner Mißbefindlichkeit noch zugute. Zum einen nämlich macht es mir etwas aus, wenn viel Betrieb ist (viele Zuschauer, falls ich doch mal umfallen sollte). Ich mag es aber auch nicht, wenn die Straßen wie leergefegt sind (keine Hilfe). Aber ich fühlte Freude aufsteigen, daß ich nicht vom Zigarettenautomaten direkt in das »sichere« Zuhause geflüchtet war.

Dann fiel mir – auf halbem Wege zum Geschäft – ein, daß ich mein Aerosol (ein Medikament, das ich schon Jahre für den Fall, daß ich plötzlich einen Erstickungs- oder Asthmaanfall bekomme, mit mir herumtrage) im Auto vergessen hatte. Sofort fühlte ich mich nicht mehr in der Lage, weiterzugehen. Ich atmete hektisch, fühlte Schweiß ausbrechen und hatte wackelige und weiche Knie. Fluchtartig kehrte ich um, schlingerte zurück zum Wagen, fühlte mich dort immer noch schlecht, da ich ja noch die einen Kilometer lange Rückfahrt vor mir hatte und nicht sicher war, ob ich sie schaffe …

Natürlich schaffte ich es. Zu Hause war ich sehr erschöpft. Zudem fühlte ich mich durch mich selbst gedemütigt, da ich auch diesmal – wider besseres Wissen – vor meinen Angstgefühlen geflüchtet war.

Luftangst – Atemnot – Kloß im Hals

Atemnot und Erstickungsgefühle können sowohl eine Angst- und Panikattacke begleiten, wie auch diese auslösen. Sie können gemeinsam mit anderen Symptomen auftreten oder einzeln.

Ist dieses Fremd- und Engegefühl im Hals ein Hauptsymptom, wird es auch als »Globus«- oder »Da Costa«-Syndrom oder Luftangst bezeichnet.

Im Zusammenhang damit schlucken viele Luft, was wiederum zur Aufblähung des Magens führt. Die Folgen können häufiges Aufstoßen und Völle- wie auch Beklemmungsgefühle sowie Schmerzen in der Brust sein. Solange ich diese Symptome nicht einordnen konnte, geriet ich regelmäßig in Anspannung, Angst und Panik.

Nachdem ich die ersten Male diesen Kloß im Hals gefühlt hatte, begann ich, in Situationen, die ich damit aufgrund früherer Erfahrungen verband, die »große Atemprobe« vorzunehmen.

1989

Ich kontrolliere dann ständig, ob ich ausreichend Luft bekomme. Irgendwann habe ich mir durch die häufige Kontrolle die Lunge so voll gepumpt, daß sie völlig überbeatmet ist. Ich atme dann hektisch und tief und fast nur ein, aber wenig aus. Es wird eng, Beklemmung setzt ein, mir wird schwindelig.

Mit dieser ständigen »Bekomme-ich-noch-Luft-Kontrolle« mische ich mich in eine vegetative Funktion ein, um die ich mich eigentlich gar nicht kümmern sollte.

Ich arbeite hier inzwischen mit einem kleinen Trick, der sich als hilfreich erwies. Ich stelle mir vor, meine Atmung auf Autopilot-Funktion zu programmieren, und versuche, mich nicht mehr um meine Atmung zu kümmern. Es funktioniert nicht immer. Am besten sind die Chancen, wenn ich rechtzeitig »auf Autopilot stelle« und mich zudem durch eine Tätigkeit ablenken kann.

Ich habe außerdem gelernt, daß ich jegliches selbstbemitleidende und dramatisierende Verhalten zukünftig vermeiden muß. Statt dessen ist es wichtig, festzustellen, ob und was mich bedrängt, was mir Enge macht, was mich zu Totstellen oder in den »Sonderstatus: Krankenlager« zwingt.

1991

Es mag sein, daß ich zuviel Rücksicht auf andere genommen, zuviel Wut, Kränkungen und Ärger geschluckt habe.

Denke ich an den unangenehmen Besuch von kürzlich zurück, so habe ich mein Bedürfnis, ihnen zu sagen, was ich von ihrem selbstbezogenen-dickfelligen Gehabe halte, hinten angestellt. Ich habe Kaffee gekocht, die ungebetenen Gäste bewirtet. Und in solchen Situationen tauchen mit schöner Zuverlässigkeit die Atemprobleme auf! Warum? Weil ich ***meinen Gefühlen keine Luft*** *machen kann. So war auch dieser Besuch für mich eine Form der Enge, der Bedrängnis (Klaustrophobie!).*

Es kommt auch vor, daß ich einfach nur erkältet bin, jedoch denke, jetzt kommen wieder Atemnöte, mich folglich verspanne und den Kloß im Hals und die damit verbundene Erhöhung der Anspannung selbst auslöse.

Auch Asthma kann psychisch bedingt sein. Die Meinungen sind hier geteilt, aber viele Mediziner und Psychologen gehen davon aus, daß über 90 Prozent aller Asthmaerkrankungen psychisch bedingt sind. Da bei dieser Erkrankung jedoch auch organische Faktoren ursächlich mitspielen können, möchte ich darauf hier nicht eingehen.

Angst vorm Fliegen

Wie in vielen Bereichen der Angst sind auch bei der Flugangst die Grenzen zwischen angemessener und übersteigert empfundener Bedrohung und unserer Angstreaktion darauf nicht scharf zu ziehen. Sie sind fließend.

Verwerfen Sie den Gedanken zu fliegen generell, dann teilen Sie eine Angst mit Millionen Ihrer Mitmenschen.

Sie wissen nicht, wie es an Bord und während eines Fluges ist; Sie fürchten sich vor etwas, von dem Sie zwar eine Vorstellung haben, was Sie aber de facto gar nicht kennen, nie erfahren haben.

Oder gehören Sie zu den Menschen, die bereits geflogen sind, aber trotzdem unter furchtbarer Flugangst leiden?

Nun, dann sind Sie schon einen Schritt weiter, denn Sie haben die Möglichkeit, Ihre Flugangst zu reduzieren oder aufzulösen.

Bis vor zehn Jahren lehnte ich es kategorisch ab, in ein Flugzeug einzusteigen. Danach überwand ich meine Angst vorm Fliegen, indem ich es einfach tat. Gewissermaßen in Selbsthilfe über die Konfrontation. Mein erster Flug ging von Hannover nach München. Eine Stunde. Der zweite: Lissabon. Drei Stunden. Der dritte: Vancouver. 12 Stunden. Diesen folgten viele Flüge, und aus mir wurde eine flugbegeisterte Reisende.

Selbstverständlich bin ich heute nicht völlig entspannt,

wenn wir auf einem Flug in eine Schlechtwetterfront geraten oder gezwungen sind, auf Kerosinreserve zu fliegen, weil der Ziel- und mögliche Ausweichflughafen gesperrt ist. Es gelingt mir allerdings an Bord einer Maschine – wie sonst beinahe nirgendwo –, mich in das Unvermeidliche zu fügen. Ich habe mich eingelassen auf diese Situation. Falls nun etwas schiefgehen sollte, wir in unwegsamem Gelände notlanden müßten oder in der Luft zerrissen würden, kann ich darauf keinen Einfluß nehmen. Ich kann nichts daran ändern. Diese Art zu denken löst die Angst nicht auf, verhindert aber, daß ich mich in sinnlose Panik hineinsteigere.

In jedem Klaustrophobiker steckt meines Erachtens zu einem gewissen Anteil auch ein Agoraphobiker. Das läßt sich meiner Erfahrung nach schwer trennen.

Nehmen wir als Beispiel einen Flug mit einem der üblichen Reisejets. Schon kurz vor dem Start bis hin zur Landung ist das Flugzeug ein total geschlossener Raum (Klaustrophobie).

An Bord eines Fliegers zu sein bedeutet gleichzeitig auch, sich an einem öffentlichen Platz zu befinden (Agoraphobie). Die Besatzung, die an Bord eine zu akzeptierende Autorität darstellt, und auch unsere Mitpassagiere sind uns in der Regel nicht bekannt.

Mit all diesen Personen befinden wir uns in extremer räumlicher Enge an Bord; und das je nach Reiseziel für Stunden. Dies trifft auch auf Bus- und Schiffsreisen, U-Bahnfahrten und Fahrten mit anderen öffentlichen Verkehrsmitteln zu. Eine große Rolle spielt auch, daß es nicht die Möglichkeit gibt, jederzeit sofort aussteigen zu können.

Als ich begann, gegen meine Flugangst anzutreten, war ich schon Tage vor dem Abflug ein Häufchen Unglück. Ich freute mich zwar auf die Reise. Immerhin nach Amerika, das als Ziel lockte und mich dazu bewegte, mich auf einen Flug einzulassen.

Um dorthin zu gelangen, mußte ich fliegen, da ich eine Schiffsreise noch schrecklicher und beängstigender fand. Aber ich war – wie gesagt – schon Tage vor dem Abflug nervös und zappelig, hätte am liebsten alles gecancelt und mich in mein Bett verkrochen.

1988

Am Tage vor meinem ersten Flug sprossen in unserem Garten zögerlich die ersten Blumenzwiebeln, und ich nahm traurig und schon völlig aufgelöst Abschied. »Ob ich sie wohl blühend wiedersehen werde?« schoß es mir durch den Kopf. Ich hatte eine Heidenangst, abzustürzen oder sonstwie an Bord ums Leben zu kommen. Mein erstes Ticket kam mir vor wie eine Fahrkarte in die Hölle.

Dann das riesige Flughafengebäude, das Einchecken, die Kontrollen, die Sicherheitsdurchsagen (»Was, wenn nun Terroristen ... ?!«), der Gang durch diesen elend-engen und so endgültig erscheinenden Zubringer vom Terminal zur Maschine. Ich fühlte mich wie eine Marionette. Entmündigt, unsicher und hilflos.

Es folgte das Anstehen im Mittelgang, um zu meinem Sitz zu kommen. Überall Reisetaschen, Jacken und anderes Zeug, das verstaut wurde. Nun, stehen konnte ich zu diesem Zeitpunkt kaum noch. Ich war fast schon dankbar für die Enge, die mir ein unauffälliges Abstützen ermöglichte, das ich aufgrund meiner weichen Knie nötig hatte. An dieser Stelle sei mir ein Hinweis gestattet: Exakt diese unfreiwillige Nähe zu den anderen Fluggästen spricht sowohl das klaustrophobische als auch das agoraphobische Element an.

Als ich dann saß, war ich schon ziemlich außer mir, kurz vor der Panik, wollte am liebsten wieder raus. Andererseits brach auch meine Neugier durch, wie wohl alles sein würde, was da auf mich zukam.

Beim Start dachte ich, die Maschine würde nie abheben, und wir würden elend am Startbahnende zerschellen. Ich stellte mir schon Feuer und Flammen und die allgemeine Panik vor. Doch die Panik schien allein in mir zu brodeln. Den anderen Passagieren sah ich jedenfalls nichts an.

Volker hielt meine Hand. Ich verbarg mein Gesicht an seiner Schulter, schloß die Augen und versuchte, mich zu entspannen, was jedoch nicht gelang.

Das »Wunder« geschah, und wir hoben ab. Gleich darauf ließen mich sich ändernde Fluggeräusche erneut in Panik geraten. Was war das? Stürzen wir jetzt ab?

Von den Vorgängen während eines Fluges und von der Technik der Maschine hatte ich natürlich keine Ahnung. Ich hatte mich vorher eher dilettantisch informiert.

Als ich bereits das Prädikat ›begeisterte Vielfliegerin‹ trug, wußte ich sehr viel mehr über fliegerische Belange, hatte die Boeing-Werke in Seattle, USA, besucht, mich über Sicherheit der Maschinen und Sicherheitsvorkehrungen der Airlines und Flughäfen erkundigt.

Als wir dann unsere Reiseflughöhe erreicht hatten, beruhigte ich mich ein wenig. Ich bekam immer noch schlecht Luft, war also nach wie vor in höchster Anspannung. Mit dem Engegefühl im Hals und den damit verbundenen Atemschwierigkeiten hatte ich den ganzen Flug über zu kämpfen. An Essen war nicht zu denken, denn schließlich hatte ich den Hals schon voll.

Eines habe ich bisher nicht ablegen können, und ich schreibe dies meinem klaustrophobischen wie auch agoraphobischen Verhalten zu: Vor dem Einchecken für den Flug gehe ich auf die Toilette. Während wir dann auf die Durchsage warten, daß die Maschine einsteigebereit ist, spüre ich schon wieder Harndrang und gehe noch mal schnell aufs Örtchen. Bin ich an Bord, habe die Gurte umgelegt und die Maschine rollt zur Startbahn, geht das schon wieder los, und ich quäle mich mit dem Gedanken: Was, wenn du nun wirklich so dringend mußt, wie es sich anfühlt? Ich mußte nie.

Möglicherweise ist dies eine Reaktion auf die »Unmöglichkeit«, während des Starts oder der Landung den Sitz zu verlassen und zur Toilette zu gehen.

Flugangst und deren Abbau – das ist ein Thema, das Bücher füllt. Falls Sie Flugangst haben, fragen Sie in Ihrer Buchhandlung nach entsprechender Literatur.

Angst vorm Sterben

Krankheit, Tod, Leid, Schmerz und Alter werden heute stark verdrängt. Es ist erschreckend, daß es heutzutage beinahe als normal angesehen wird, alte Menschen, Behinderte und Pflegebedürftige in Ghettos zu sammeln. Nur nicht die Öffentlichkeit damit belasten oder das ästhetische Empfinden einer Gesellschaft verletzen, in der Jugendlichkeit, Schönheit, Erfolg, Potenz und Stärke zählt! An diesem verzerrten Idealbild des leistungsstarken (aber angepaßten und stereotypen) Erfolgstyps scheitern viele.

Zurück bleibt die Verängstigung des einzelnen, dem Idealbild nicht zu entsprechen. Tief innen brodelt die Angst, im Falle von Krankheit oder Behinderung in die Tabuzone abgeschoben zu werden.

Ich mußte erst lernen und akzeptieren, daß ich – anlagebedingt – keineswegs früh sterben werde, was ich stets und ständig fürchtete.

Ich mußte in mir die Tatsache und Überzeugung verankern, daß es dann, wenn es so weit sein soll, nicht zu ändern ist. Ich kann mein Leben nicht positiv beeinflussen, wenn ich mich andauernd darum sorge, mich mit dem Gedanken belaste, daß ich bald sterben könnte. Sollte es denn so sein, wäre ich nicht entsetzlich dumm gewesen, wenn ich die letzten Tage, Monate und Jahre damit verbracht hätte, Angst vor dem Tod zu haben, anstatt das Leben zu genießen, als es noch möglich war?

Ist der eigene Tod wirklich so traurig, so brutal, so schlimm, wie ich immer annehme? Ich bin nicht sicher. Doch allen Überlegungen zu diesem Thema steht mein Herz, das schmerzt, stehen meine wahnsinnige Angst zu sterben entgegen und meine krampfhaften Bemühungen, den Tod abzuwenden. Ich glaube, mich stört am meisten diese absolute Hilflosigkeit.

Angst habe ich davor, daß der Tod nicht richtig zufaßt, wenn es mich trifft, und ich ein langes Sterben leben müßte. Dahinsiechen durch eine Krankheit. Schwerst erkranken – bis zum Tod ... diese Angst ist so stark wieder aufgetreten, seit einen Bekannten dieses Schicksal ereilt hat. Dieser starke, kräftige Mann, der so robust und laut daherkam (aber innerlich doch sehr empfindsam und unsicher ist), ist innerhalb der letzten drei Monate dermaßen verfallen, daß es schrecklich (und so eindeutig) ist. Seit wir ihn in der Klinik besucht haben, treten diese Ängste, das könne auch mir passieren, wieder auf. Ich stelle mir vor, was in ihm vorgeht, wenn er krank, schwach und mit Schmerzen, künstlich ernährt und mit zerstochenen Armen auf dem Betonbalkon seiner Station sitzt, auf Garagenbauten, Hochhäuser und Parkplätze schaut. Den ganzen Tag muß er, der immer in Bewegung war, nun stillsitzen. Was für Gedanken mögen ihm durch den Kopf gehen? Denkt er an sein Haus, sein Auto, den Garten, an seine Werkstatt?

Wie wird er den Frühling erleben? Alles blüht, alles wächst, alles bricht auf, die Sonne wärmt schon – und ihm geht es beschissen, er hat Schmerzen, ist schwach ... so schwach wie die Aussicht, diese Krankheit zu überleben.

Dieses Bild, wie er auf dem Balkon saß, erst von hinten zu sehen, dann das Schweigen, weil er mit den Tränen zu kämpfen hatte, als er uns sah, seine Aussage »es sieht ganz schlecht aus mit mir« ... Das alles geht mir nicht aus dem Kopf. Diese Hilflosigkeit, diese Wut, die ich dabei empfand!

Er war so klein, so grau, so alt, seine Stimme so brüchig, und er war gar nicht wehleidig, aber so traurig. Das hat mich stark berührt.

Ich war noch nie in einer solchen Situation. Vielleicht findet man sich damit ab? Irgendwo, irgendwie? Vielleicht interpretiere ich aber ganz anders, als er fühlt. Vielleicht gibt es irgendwo die Gnade der Natur, die Menschen in einer solchen Situation die erforderliche Ruhe gibt, eine Akzeptanz dessen, was geschehen ist und noch geschehen wird. Es wäre zu wünschen.

Komme ich zurück zu dem Bezug, den ich für mich herstelle... Ich kann mir nicht vorstellen, wie ich, mit meinem eigenen Sterben konfrontiert, die Tage überleben soll. Und bei mir wächst jetzt, so direkt das Sterben eines Menschen vor Augen, die Angst, daß jede Unbefindlichkeit, jeder Schmerz mich dahin führen könne, mit raschen und großen Schritten, wo er jetzt ist.

Die Angst vor der Angst

Bitte denken Sie immer daran,
mich zu vergessen.

Timm Ulrichs

1989

Mein Leben – ein großes Haus mit vielen Räumen – teile ich mit meiner Angst vor der Angst. Oft hockt sie mir auf der Schulter, flüstert mir pausenlos negative Gedanken und Sorgen ein, erinnert an Schuld. Aus scheinbar endlosen Listen rezitiert sie laut und überzeugend Dinge, von denen sie meint, ich könne sie nicht bewältigen. Sie stiehlt mir meine Farben und malt direkt vor meinen Augen Katastrophen an die Wand.

Doch damit ist jetzt – nach langen Jahren – erst einmal Schluß. Ich habe ihre Raffinessen kennengelernt, habe mich schlau gemacht über ihre Tricks, ihre Manipulationen und Gehilfen, mit denen es ihr gelang, mein Haus fast ganz auszufüllen, mich in eine winzige verbliebene Ecke zu verfrachten – betäubt, gelähmt von ihrem Gift, während sie und ihre Kumpane laut und höhnisch trällernd das ganze Haus, mein Leben, benutzten, um sich auszutoben.

Eines der größten Hindernisse im Umgang mit Angst ist die Angst vor der Angst. Es ist die immer wieder alles beherrschende bange Frage: Ob diese Zustände wiederkommen?

Als sich meine verdrängten Konflikte und Spannungen die ersten Male über körperlich erfahrene Angst bemerkbar gemacht und sich zu Angst- und Panikattacken gesteigert hatten, wurde sie zu einer zentralen Frage in meinem Leben. Bedingt durch diese Erwartungshaltung befand ich mich ständig auf einem erhöhten Anspannungslevel. Mein Körper war jederzeit bereit, um im (erwarteten) Notfall zu reagieren. Sobald ich, auf Flucht fixiert, eine an sich harmlose Situation subjektiv als gefährlich wahrnahm, reagierte ich blitzschnell mit Angst und Panik und mit deren körperlichen Reaktionen im Gefolge.

1990

In meinem Feldzug gegen die Angst vor der Angst ist ein neuer Aspekt aufgetaucht. Ich will sie verlieren. Ich will die Qualität meines Lebens, jedes einzelnen Tages, nicht mehr mindern durch ängstliche Erwartungshaltungen, die mich mal mehr, mal weniger quälen und begleiten.

Ich will unabhängig sein von den Bedingungen, die ich für »Angstfreiheit«, für einen erträglichen Level der Erwartungsangst geschaffen habe. ***Jawohl, ich bin die Schöpferin dieser Bedingungen, unter denen ich leide*** *und die mich zunehmend nerven. Wenn ich diese Bedingungen kreiert habe, sollte es nicht ganz so abwegig sein, daß es mir gelingt, sie auch wieder abzuschaffen!*

Ich will allein, ohne Angst, arbeiten und genießen können: meine Blumen, meine Bilder, meine Bücher, alles. Und deshalb muß ich für mich den Weg finden, der Angst vor der Angst zu trotzen. Tu es also für dich, Kristiane. Nicht wegen eines Sieges über diese Erwartungsangst. Nicht um einen therapeutischen Erfolg verbuchen zu können. Einfach nur für DICH!

Hatte ich mir etwas vorgenommen, hatte ich schon früh Befürchtungen und war nervös. Ich griff den Ereignissen voraus und spielte viele Varianten durch, wie etwas verlaufen könnte. In meiner Vorstellung kam ich dabei immer ziemlich schlecht weg. Ich richtete mich ein und konditionierte mich auf Unsicherheit, auf Angst und Vermeidung.

1988

Vor einer wichtigen Verabredung regiert immer große Aufregung! Da sind sie zuverlässig zur Stelle: die Wenns und die

Abers. Meine Gedanken fahren Karussell. Ich könnte mich blamieren (Niesanfall, Hustenanfall, Umfallen, Händezittern), oder alles Wissen bzw. die Fähigkeit zu einer zusammenhängenden Kommunikation könnte von der sich steigernden Anspannung hinweggefegt werden. Panik! Blackout!

Es ist nie etwas Ähnliches in einer ähnlichen Situation passiert. Ich habe nie husten müssen, bin nie umgefallen. Nie hatte ich einen Blackout: Mein Gehirn funktionierte, und es war mir möglich, komplette Sätze herauszubringen. Ich war sogar während des Treffens (wie schlagartig!) charmant, liebenswürdig, entspannt.

Es ist wie Lampenfieber vor dem Auftritt auf der Bühne des Lebens.

Bloß keine Vermeidung!

Die Angst vor der Angst veranlaßte mich zunächst, alles zu vermeiden, was mich wieder in die verhaßten Angstzustände versetzen könnte, was dazu führte, daß ich mich nach und nach in immer beengteren Lebensumständen wiederfand.

Aber ich habe auch oftmals, aus Angst vor Niederlagen oder Abweisung, erst gar nicht den Versuch gemacht, etwas zu tun, etwas zu fragen, gar etwas zu fordern.

Das gefiel mir überhaupt nicht, und so begann ich, trotz der Angst, aktiv zu werden, mich bewußt in angstmachende Situationen zu begeben und der Angst vor der Angst entgegenzuwirken.

1987

Jahre, die seit dem für mich markanten Punkt, dem ersten Panikanfall, vergangen sind, sind keineswegs verloren. Jahre, in denen ich zwar eine ängstliche Grundstimmung hatte und Angst- und Panikattacken in mir tobten. Gleichzeitig Jahre, in denen ich sehr viel getan und erlebt habe. Jahre, die mich sehr verändert haben.

Es gibt jedoch einen für mich wichtigen Zug in meiner Persönlichkeit, den ich nicht verändern wollte, der aber sich noch mehr ausgeprägt hat: die Neugier auf Leben, teilhaben zu wollen an der bunten Vielfalt des Lebens. Nicht im engen Denken gefangen sein und auch nicht irgendeinen Zufallshafen anlaufen zu wollen, um dort träge zu dümpeln.

Das schließt die Bereitschaft ein, sich dem Ungewissen, der Fülle des Lebens und damit der Angst zu stellen. Mein Leben ist, wie jedes Leben, voller Chancen und wird es auch weiter sein. Da hinein muß ich mich wagen. Das hat seinen Preis. Und manchmal zahle ich eben in Angstwährung! Und das ist für mich völlig in Ordnung.

Noch vor Jahren erschien es mir unmöglich, allein einkaufen zu gehen. Es war nur in Begleitung möglich.

Danach gab es eine Zeit, in der ich ohne jedes Problem allein einkaufen konnte. Es gab höchstens ein wenig Anspannung bei Wartezeiten am Fleisch- oder Käsestand oder an der Kasse.

Als Volker im Krankenhaus lag, fuhr ich sogar alleine in die sieben Kilometer entfernte Nachbarstadt. Niedriger Anspannungslevel. Hier allerdings Gedanken, »es« komme wieder. Es einfach nicht glauben wollen, daß ich es doch kann, nicht umfalle, nicht ausflippe, nicht sterbe. Zuerst ging ich (allein!) in dem großen Geschäft einkaufen, in dem vor Jahren alles anfing, besuchte Volker im Krankenhaus und fuhr allein nach Hause.

Es war schon ein tolles Gefühl zu erleben, du kannst das ja doch alles allein. Danach war ich erschöpft, aber entspannt. Doch meine Motivation, allein zu fahren und einzukaufen, ließ schnell nach, nachdem Volker wieder aus dem Krankenhaus entlassen war und ich ihm das Fahren überließ und auch die »Sicherheit«, mit jemandem einzukaufen, vorzog.

Ich neigte lange dazu, mir Schon-, Galgen- oder Änderungsfristen zu geben, und mußte feststellen, daß das eine selbstbetrügerische Fallgrube ist, in die ich oft geplumpst bin. Mein Verhalten war nichts weiter als ein Aufschieben und Vermeiden!

Es ist eine – leider negativ wirksame – Selbsttäuschung zu meinen, irgendwann, wenn diese oder jene Situation eingetreten ist, kann ich mich ändern. Oder ich kann erst zu diesem oder jenem Zeitpunkt und unter diesen und jenen Bedingungen so sein, wie ich werden möchte. Ich lernte, daß ich unabhängig von bestimmten Gegebenheiten beginnen muß, mich zu ändern.

1988

Seit Jahren lebe ich nun mit diesen Angst- und Panikattacken, die zwar ihr Gesicht verändert haben, aber doch eine Einheit bilden. Angst zu sterben. Angst zu leben.

Nach so langer Zeit kann ich nun sagen: Okay, das läßt sich nicht ändern, oder ich kann sagen: Okay, nun reicht es! Nun mußt du Mut haben und Vertrauen in das Wissen, daß dir bei den Attacken nichts passiert. Sie gehen wieder fort.

Ich muß lernen, daran zu glauben. Viele der Symptome werden dadurch weniger beeindruckend und furchteinflößend. Und die Eskalation durch die Angst, es könne noch schlimmer werden, bleibt ganz weg.

Wichtig ist eben auch, die Fluchttendenzen, die ja stets sofort auftreten, nicht zuzulassen, sondern mit mir selbst klar zu sein, daß ich das an Ort und Stelle durchstehe. Nicht mehr dem Fehlschluß anheimfallen, es würde sich alles in Wohlgefallen oder Wohlgefühl auflösen, wenn ich die Situation nur überstanden hätte. Das funktioniert erstens nicht, und zweitens verstärken diese Fluchten die Einschätzung der Gefährlichkeit. Flüchte ich nämlich, dann erscheint mir die Situation immerhin so bedrohlich, daß sie mich zum Handeln zwingt. Das verleiht ihr eine stärkere Wirkung und sogar

Realität; denn real ist ja tatsächlich, daß ich z. B. einen Raum (Fahrstuhl, Konzertsaal) verlassen habe als Folge meiner gedanklichen Realität. Durch Flucht jedoch entsteht über die Handlung tatsächlich Realität…

Wenn Sie Herzangst oder Luftangst haben, sprechen Sie mit Ihrem Arzt. Sicher wird er Ihnen ein Medikament verschreiben, was Sie im Notfall, der ja mit ziemlicher Sicherheit nie eintreten wird, benutzen **könnten.**

Ich trage seit Jahren zwei Medikamente mit mir herum. Einmal Nitrolingual Spray, das Notärzte bei Herzinfarkt geben können. Seitdem ist mein Herz überwiegend wunderbar ruhig, und die Angst hat sich einen anderen Weg gesucht. Und ein Aerosol gegen befürchtete Asthmaanfälle im Zusammenhang mit der Luftangst. Ich habe diese Medikamente nie benutzt, aber sie gaben und geben mir ein Gefühl des Gewappnetseins für den Fall der Fälle.

Natürlich – und das gebe ich offen zu – ist das keine Lösung, aber eine kleine Hilfe bei der Bewältigung der Angststörungen. Es handelt sich ganz klar um eine Vermeidung. Wir wollen der Angst doch noch nicht so recht begegnen.

Doch an dieser Stelle eine Warnung: Treiben Sie es nicht zu weit mit dieser Art Krücke, so daß Sie letztendlich, wie es mir beinahe passiert wäre, einen ganzen Notarztkoffer bei sich tragen.

Verfallen Sie auch bloß nicht dieser Notfallmentalität, mit der ich mich einige Jahre rumzuschlagen hatte:

1992

Ich dachte, wenn nun diese Anfälle (egal ob Herz, Atmung oder Ohnmacht) zurückkommen, stärker als je zuvor, oder wenn du jetzt wirklich ärztliche Hilfe brauchst, wo ist dein Standpunkt, wo ist der nächste Arzt, wo das nächste Krankenhaus. Geschäftsreisen, Hotels, Urlaubsreisen, Ausflugs-

ziele ordnete ich ein in Bedenklichkeitsgrade, gemessen an den Kilometern, die mich vom nächsten Krankenhaus entfernten. Fuhren wir durch Städte, und ich sah das Symbol für Krankenhaus oder Hospital, war ich erleichtert. Fuhren wir durch die Rhön, und das Asphaltband der Autobahn führte uns vorbei an all den kleinen Orten, war ich, kamen wir von Norden, glücklich, Schweinfurt zu erreichen, denn da vermutete ich ein Krankenhaus.

Letztendlich war ich fast soweit, daß ich am liebsten eine ärztliche Eskorte mitgenommen hätte, und es wäre wohl noch dahin gekommen, daß die einzige gesellschaftliche Präsenz meiner Person nur noch »sicher« auf Kongressen von Fachärzten stattgefunden hätte. Also, bitte keine Fixierung auf medizinische Betreuung!

Übrigens geht es mir heute auch blendend, wenn ich die Medikamente nicht dabeihabe, z. B. einen anderen Mantel trage und vergessen habe, den Tascheninhalt zu wechseln.

Auch die Krankenhaus-Nähe brauche ich schon lange nicht mehr, wenngleich ich es ausschließe, freiwillig z. B. in die Northwest Territories Kanadas zu gehen. Doch das ist eher eine reale Einschätzung für meine Interessen und körperlichen Gegebenheiten.

Überprüfen Sie Ihre Gewohnheiten und trennen Sie sich von denen, die Sie auf der Stelle treten lassen. Wer zu lange auf der Stelle tritt, versinkt in einem schwarzen Loch, das er sich selbst geschaffen hat.

Die Chinesen sagen: »Gewohnheiten sind erst Spinnenweben, dann Drähte.« Das gilt nicht nur im Umgang mit der Angst, sondern in nahezu allen Lebensbereichen.

Gewohnheiten sind Helfer der Angst vor der Angst. Sie stabilisieren beispielsweise schädliches Vermeidungsverhalten.

Aus Gewohnheit reagieren wir so wie erlernt auf Situationen und Objekte. Schnell wird es zur Gewohnheit, Situationen und Objekte als gefährlich einzuschätzen. Gewohnheit spielt auch eine Rolle, wenn wir vermeiden, uns Situationen und Objekten zu stellen, die Angst- oder Panikattacken bei uns ausgelöst haben.

1985

Es gibt nur wenige Momente, in denen ich die Kontrolle über mich aufgebe, in denen ich mich gehenlasse... Ich kann mir ruhig mal die Blöße geben, hilflos zu sein. Das ist immer noch besser als diese ständige Kontrolle, dieses Mich-verrückt-Machen: Was passiert Was passiert Was passiert?

Seit langem schon halte ich mich und meine Empfindungen unter höchstmöglicher Kontrolle, verplane meine Tage, meine Zeit und »sichere« sie mit Gewohnheiten ab.

Da ist die Angst, nicht alles zu schaffen, was ich in meinem Leben tun möchte, was mich interessiert. Es nicht zu schaffen, weil manches so viel Kraft kostet, Kraft, die ich aufwende, weil ich mich der Angst vor der Angst und den verdammten Gewohnheiten so ausgeliefert habe. Es kostet Kraft, wieder die Herrschaft über mich zu übernehmen. Und es kostet Kraft, mich da, wo ich das noch nicht schaffe, beherrschen zu lassen von der Gewohnheitsangst.

Eine sehr frühe Aufzeichnung aus dem Anfang der achtziger Jahre zeigt, wie rasch sich die Angst vor der Angst und die Gewohnheit aufbaut:

Meine »Macke« (so nannte ich die Angstattacken damals, als alles anfing) läßt mich nach wie vor hingerissen sein zwischen »Alles klar!« und »Alles negativ!« Es kommt mir so vor, als hätte ich manchmal schon aus Gewohnheit Angstzustände. Gibt es so etwas wie Gewohnheitsängste und -symptome?

Ich wußte heute abend, daß das Haus hier in Obernkirchen fast leer sein würde, vermutete aber meinen Vater oben in der elterlichen Wohnung. Dieser war allerdings, wie ich später feststellte, ebenfalls weggegangen, so daß ich fast eineinhalb Stunden allein im Hause war und dies ohne jede Unruhe.

Das alles erinnert mich an die achtjährige Kristiane, die Fahrradfahren lernen soll und es zunächst nur kann, wenn jemand hinten festhält. Die allein fahren kann, obwohl niemand festhält, solange sie das nicht bemerkt. Sobald sie aber spitz kriegte, daß sie frei fuhr, bekam sie ANGST und kippte auch glatt um.

Ich habe seit meiner ersten Angstattacke ständig kontrolliert, ob mich auch wirklich jemand (sinnbildlich) festhält, und nahm mir jede Chance, allein auf mich gestellt zu »fahren«, auf mich vertrauen zu lernen und JA zu einem eventuellen Sturz zu sagen.

Abends
Seit dem frühen Abend bin ich allein, und eigentlich kann ich weder Angst noch echte körperliche Unruhe feststellen, und trotzdem liebäugele ich damit, oben zu schlafen: mit erreichbarem Telefon. Hilferufe können gehört werden, falls ich in Panik geraten oder eine Herzattacke mich anfallen sollte (damit rechnete ich damals tatsächlich).
Einerseits weiß ich, daß das ruhiges Einschlafen bedeuten würde, andererseits schäme ich mich, wenn ich jetzt schon wieder flüchte, flüchte vor mir selbst.

Es mag wohl so sein, daß ich diese ***Ungewißheit, wie ich hier unten allein einschlafen werde,*** *nicht ertragen will, daß ich davor flüchte … und mir auch schon wieder Vorstellungen mache, wie mein Herz zu rasen und die Panik über mich herzufallen beginnt.*

Mein Leben, alles in allem, läuft gut. Ich selbst jedoch blockiere mich seit sechs Jahren. Ich blockiere mich durch Angst und Unsicherheit und, speziell seit einem halben Jahr, durch eben jene Angst, zusammenzuklappen, auszuflippen, krank zu sein, zu sterben … ausgelöst durch dieses Un-

wohlsein und Schwindelgefühl vor wenigen Monaten... Und irgendwo lasse ich mich mehr und mehr in die Enge treiben. Ich lebe in ständiger Erwartung, daß solche Zustände wiederkommen! Es hat sich etwas geändert: ***Während früher die Gefahren nur von außen kamen, bin ich es inzwischen geworden, die mich bedroht.***

Meine Situation, heute abend hier, ist speziell so, daß ich nicht »verlassen« worden bin, sondern ich habe diese Lage bewußt herbeigeführt, indem ich Volker sagte, ich fahre nicht mit zum Harley-Treffen. Ich war auf so vielen Motorradtreffen und hatte heute keine Lust dazu.

Diese Angst, die jetzt in mir ist, besteht tatsächlich nur in meinem Kopf. Sie ist da schon seit langem eingeprägt. Außer der Bedrohung, die ich mir selber in meinem Köpfchen schaffe, gibt es heute nicht den geringsten Anlaß, ängstlich zu sein. Nichts ist bedrohlich, und sogar körperlich fühle ich mich gut.

Nur, irgendwo habe ich mir in meinem Leben schon so viele Schranken gebaut und auferlegt, daß ich diese schon kaum noch zu öffnen wage. Dazu gehört auch dieses Alleinsein, Alleinschlafen...

Morgens

Ich habe die Nacht allein hier unten verbracht. Es ging gut... nur um 4.00 Uhr wachte ich einmal auf. Jetzt, am Morgen, bin ich wieder allein im Haus und fühle irgendwo erneute Anspannung. Und schon wieder meine ich, es sei eine besondere Situation, allein im Haus zu sein, die ich immer wieder neu »bestehen« muß. Das ist nicht okay, denn es sollte so werden, daß ich diese Situation als ganz normal und in keiner Weise beängstigend und spannungsgeladen empfinde. Meine Anspannung und die langsam einsetzenden körperlichen Mißbefindlichkeiten schaffe ich mir heute allein durch meine festgesetzten Gedanken, nicht aufgrund der Situation an sich.

Es war schließlich immer so, und das reicht meinem

Kopf, um bei »Gefahr« alle roten Lichter anzuschalten. In dieser Hinsicht fühle ich mich wie programmiert. Dagegen muß ich kämpfen.

Mein erster Einkauf, Jahre später, in einem großen Münchener Lebensmittelmarkt, ist ein deutliches Beispiel für die Gewohnheit, Angst vor der Angst zu haben und diese im gedanklichen Dialog mit sich selbst aufrechtzuerhalten und zu verfestigen.

Als ich mich endlich in diesen Markt wagte, interessierten mich die Waren in den Regalen herzlich wenig. Ich konzentrierte mich völlig auf mein körperliches Befinden und auf meine Gedanken, das Zwiegespräch über die Angst vor der Angst, was sich dann ungefähr so anhörte:

»Was machst du eigentlich hier in diesem Geschäft? Es ist zehn Jahre her, daß du allein in einem Supermarkt warst. Du spürst ja jetzt nicht eines der Anzeichen, die dem Anspringen einer Angstattacke vorausgehen.«

»Kann gar nicht sein, das kommt bestimmt gleich. Das verläßt dich nie.«

»Es ist aber gar nicht schlimm, hier zu sein. Ich finde es eigentlich toll, daß ich keinerlei Anspannung empfinde. Also, denk dir nicht wieder alles selbst herbei!«

»Nun, freu dich nicht zu früh! Eine Weile hältst du das durch, aber dann kommt es vermutlich ganz dick, womöglich schlimmer als je zuvor.«

»Ach, Quatsch, schlimmer kann es gar nicht kommen, als es schon war. Außerdem will ich nicht durchhalten, sondern die Angst treffen! Ich kann ihr jetzt standhalten, habe ihr etwas entgegenzusetzen.«

»Na, hoffentlich stimmt das auch! Es ist doch gar nichts Besonderes passiert, daß du plötzlich keine Anspannung, keine Angstattacke, keine Panik aufsteigen fühlst.

Nichts, wie immer erwartet: eine totale Befreiung, ein Plopp, die Seele ist frei.«

»Ach, halt die Klappe!!«

Inzwischen habe ich die lange Käse- und Fleischtheke erreicht, kurz vor den Kassen, aber es ist noch ein Stück. Da es schon später Nachmittag ist, ist die Theke bereits halb ausgeräumt. Plötzlich fühle ich mich nicht mehr so willkommen, dabei will ich an dem Stand gar nicht einkaufen. Diese Fleischtheke irritiert mich! Sie sieht so ungewohnt aus. Die meisten der anderen Kunden haben übelgelaunte Gesichter, was mir zusätzlich das Gefühl gibt, daß ich mich nicht gerade in freundlicher und hilfsbereiter Atmosphäre befinde:

»Wenn ich jetzt falle! Wenn ich jetzt schnell Hilfe brauche… ich weiß nicht, diese genervten Menschen hier würden vermutlich nur glotzen und nichts tun.«

»Warum solltest du fallen?«

»Ich habe doch immer das Gefühl, und irgendwo steigt mir jetzt doch die Anspannung hoch! Ich habe es ja gewußt: Es wird werden wie immer…«

Okay, es ging dann noch glimpflich ab. Ich konnte mich wieder beruhigen, suchte Kontakt, sprach Menschen an der Kasse an und redete über irgendwas Belangloses und entkam.

Als ich noch »Allein-im-Haus-Sein« mit Angst verband, half ich mir manchmal, indem ich meine Empfindungen niederschrieb. Einfach um etwas zu tun.

In der folgenden Aufzeichnung können wir ganz deutlich erkennen, wie hausgemacht dieser kleine Exkurs Richtung Panik war:

1988

Ich will alleine sein. Es war viel los. Jetzt bin ich hier in meinem Büro in Obernkirchen, ganz allein im Haus. Ich wußte, daß ich das sein werde… und empfinde trotzdem, seit der letzte das Haus verlassen hat, furchtbare Anspannung, es könne mir etwas zustoßen, ich könne umfallen, keine Luft kriegen etc. Es fängt an, daß die Anspannung zunimmt ... komische Gefühle in der Hand, im Fuß, ich atme falsch:

Viel ein, wenig aus. Ich möchte fort und wieder nicht und weiß doch auch, daß ich nirgendwohin kann, daß ich DAVOR nicht fliehen kann. Ich bin schwach auf den Beinen, das macht mich noch unsicherer, ich schwitze ... das macht mich unsicher ... ich möchte weinen, aber das geht nicht, ich kann nicht gut still sitzen, muß mich bewegen, Adrenalin abbauen. Die Füße fühlen sich verkrampft an in den Schuhen, ich möchte sie kneten.

Zwischendurch ein Anruf. Volker. Ich sage ihm nicht, daß er gerade in meinen verzweifelten Versuch zu weinen hineingeklingelt hat. Die rechte Wade ist ebenso verkrampft. Das Schreiben hilft ein wenig, wahnsinnig viele Tippfehler, aber was macht das jetzt schon aus.

Das Schwitzen hat aufgehört, aber ich liege noch auf der Lauer, atme aus durch Gähnen. Klappt aber noch nicht so gut ... Ich kann noch nicht durchgähnen. Dieses seltsame Gefühl auf der Rückenhaut kommt wieder. Der Hals ist total verspannt, Schluckbeschwerden und leichtes Kugelgefühl in der Kehle ... Es fällt mir schwer zu sitzen, lieber hektisch hin- und herrennen, sich bewegen, etwas tun.

Intensiver gähnen ... Ich lauere darauf, daß wieder jemand kommt. Und weiß doch ganz klar, daß das Lauern falsch ist und mein Zustand nicht definitiv mit An- und Abwesenheit von Personen zu tun hat.

Meine Hände zittern, die Bewegungen sind fahrig, langsam geht es besser ... Langsam tritt Beruhigung ein und ein bißchen Erleichterung, es so ohne Beruhigungsmittel oder Alkohol durchgestanden zu haben. Ich muß unheimlich viel gähnen, würde mich ganz gern entspannen, hinlegen, habe aber Angst, daß es wieder kommt, lauere und höre in die Stille.

Jahre später

Nachmittags, erneut in Obernkirchen, alleine. Die bekannte Situation. Die Angst sitzt mir schon wieder unter der Haut, im

Hals und lauert, eine Lücke zu erwischen, um mich ganz zu überfluten. Was konkret erwarte ich? Umzufallen? Zu ersticken?

Ich muß mehr Geborgenheit in mir selbst finden. Dann sollte diese Konditionierung wirkungslos werden. Ich muß ruhiger sein, in mir, auch glauben, daß Dinge gutgehen.

Mißbrauch von Angst

Hier soll nicht die Rede davon sein, wie Angst in der Werbung, der Wirtschaft, der Politik, im Arbeitsleben und fast allen anderen Lebensbereichen bewußt zum Zwecke der Manipulation angesprochen und eingesetzt wird.

Es ist auch nicht die Rede vom ärgsten Mißbrauch der Angst, der in totalitären Regimen gnadenlos brutal und massiv eingesetzt wird. Vielmehr möchte ich vom ganz privaten Mißbrauch der Angst erzählen, wie ich ihn an mir beobachten konnte.

Es hat sehr lange gedauert, bis mir deutlich wurde, daß ich meine Angststörungen, von deren oft dramatischem Auftreten jeder in meiner Umgebung weiß, auch einsetzte, um mich vor etwas zu drücken, meinen Willen durchzusetzen oder Aufmerksamkeit und Zuwendung zu erhalten.

Oft sagte ich ja, obwohl ich nein sagen wollte. Das tat ich nicht bewußt. Unbewußt lief das aber sicher häufig so ab.

Ich kam mir auf die Spur, als ich begann, sozusagen fallspezifisch, bei mir Ursachenforschung zu betreiben.

Viele Situationen, in denen ich mich angespannt, ängstlich oder am Rande der Panik und damit schlecht fühlte, entstanden bei Unternehmungen, die ich aus meiner Überzeugung oder aus Interesse ohnehin nicht unternommen hätte: beispielsweise Motorradshows besuchen oder Höhlen im Berchtesgadener Land besichtigen, wo ich nur Volker zu Gefallen mitgegangen bin.

Auch gewisse Pflichtbesuche in der Verwandtschaft waren mir schon immer verhaßt. Stand ein solcher bevor, fühlte ich mich prompt schlecht oder erkrankte vorübergehend. Den Mut abzusagen fand ich erst später.

Durch den Sonderstatus »nicht voll funktionsfähig«, der Angststörungen wegen, die mich hilflos machen, war es mir möglich, andere zu zwingen, mir ihre Aufmerksamkeit zu geben, mich zu verhätscheln, auf mich Rücksicht zu nehmen und meine Absagen zu akzeptieren. Dies gelingt auch durch die Vorgabe von Bagatellkrankheiten oder hypochondrische Klagelieder.

Aber eine bewußte Ausnutzung der Angstsymptome, um lästigen oder unangenehmen Dingen zu entkommen, ist ebenso bedenklich wie gefährlich. Ein solches Verhalten ist verdammt unehrlich sich selbst und anderen gegenüber, und es entfernt uns vom notwendigen Erkennen und Lösen von Konflikten.

1991

Ich sollte nicht länger daran festhalten, mich hinter meinen diversen Angstzuständen, körperlichen »Gebrechen« und Mißempfindungen zu verstecken.

Denn ich kann mich hinter den Ängsten und deren körperlichen Folgeerscheinungen wie Durchfall, Herzrasen, Atemnot, Halsenge, Magenschmerzen, Schlaflosigkeit, Schwindelgefühlen etc. nicht verbergen. Jedenfalls nicht vor mir selbst. Und das ist wesentlich.

Gerade diese wechselnde Szenerie an Krankheiten, Störungen und Ausfallerscheinungen machte mich darauf aufmerksam, daß ich versuchte, mich damit vor den Anforderungen und der Unbill des Lebens zu schützen, vor meinen Unsicherheiten und Befürchtungen. Welch Selbstbetrug! Aber auch diese Selbsttäuschung wollte ich damit verdecken.

Die »Krankheiten« und Mißbefindlichkeiten wurden mir selbst unglaubhaft. An diesem Reigen – heute Magenschmerzen, morgen Herzrasen, übermorgen erste Hinweise auf Herzinfarkt – konnte etwas nicht stimmen.

Am Beispiel zahlreicher Funktionsstörungen, die die Angst als Symptome hervorbringt, sieht man die – gewissermaßen illegale – Nutzbarkeit deutlich.

Funktionsstörungen – das heißt, nicht perfekt zu funktionieren – treten oft im Verlauf von Krankheiten oder als Krankheit selbst auf. Das scheint immer unerwünscht zu sein, da es auch meistens unangenehm oder schmerzhaft ist.

Ich denke, ich kann es an dieser Stelle wagen, eine weitere Interpretation der Funktionsstörungen hinzuzufügen: (unbewußte?) vorübergehende Funktionsverweigerung da, wo Funktionieren verlangt wird.

Ich habe Herzklopfen und Herzrasen, zittrige Glieder, Schweißausbrüche, wenn ich ins Auto steige und allein losfahren soll. Auch in Begleitung kann das vorkommen. Ihr seht doch, meine Lieben (die ich nicht kränken soll, darf und zuweilen will), das »Ich kann nicht« ist deutlich dokumentiert durch meinen Zustand. Dabei müßte es oft korrekt ausgedrückt heißen: »Das will ich nicht!«

Gleiches Spiel, nur andere Bühne: Ich war eingeladen. Geplant war ein Essen im Restaurant mit zwei weiteren Personen. Aber ein gemeinsames Essen wäre unweigerlich mit einem (aktuell nicht lösbaren) Konflikt verbunden gewesen.

Ich wagte allerdings nicht, meine wahren Gründe, das gemeinsame Essen abzulehnen, auszudrücken. Das wäre ein dicker Fingerzeig auf den Konflikt gewesen, den ich ja vermeiden wollte. Ebensowenig traute ich mich, mit nur einer Person essen zu gehen, ohne eine entsprechende Ausrede zu haben. So mogelte ich mich aus der Situation.

Dieses Vermeiden eines Konflikts lief zunächst im Unbewußten ab. Ich verspürte tatsächlich Symptome wie Müdigkeit, gleichzeitig riesige Angespanntheit, Übelkeit, Schwindel und Zittern. Den Schwindel finde ich an dieser Stelle besonders bemerkenswert, da ich ja tatsächlich die beiden Personen und auch mich beschwindelte.

Für meine »Unpäßlichkeit« hatte jeder Verständnis. Ich kam so um das Essen und damit um den Konflikt herum. Jedoch hatte ich meinerseits auch das Leiden und Unwohlsein, denn ich fühlte mich dabei tatsächlich schlecht.

Es gäbe eine lange Liste, zählte ich alle konfliktreichen Situationen auf, die ich durch automatisch einsetzende Angstsymptome (ja, Angst vor Konflikten und Auseinandersetzung) vermieden hatte.

Heute bin ich sicher, daß ich, um nicht nein sagen zu müssen, die Angststörungen und deren Symptome auch mißbraucht habe.

Ich schäme mich nicht dafür, denn lange Zeit passierte das, ohne daß mir klar war, was da tatsächlich in mir ablief. Ich spürte »nur« Angstsymptome aufsteigen, fühlte mich nicht gut, litt tatsächlich und hatte nicht nur für andere, sondern auch für mich einen Grund, z.B. eine Verabredung abzusagen. Im Klartext: Ich hatte eine Möglichkeit, Situationen, die konfliktbeladen sind, aus dem Weg zu gehen! Vermeidung par excellence – leider nur oberflächlich.

Nachdem ich die Mechanismen, die da abzulaufen schienen, erkannt hatte, habe ich mir angewöhnt, meine Lage zu überprüfen, wenn es mir offensichtlich plötzlich schlecht ging. Seitdem komme ich mir meistens schnell, manchmal sogar noch in der jeweiligen Situation selbst auf die Schliche.

1993

Im Baumarkt: wir wollten einen neuen Klodeckel kaufen, aber Volker war schon wieder in seiner Lieblingsabteilung »Werkzeuge« verlorengegangen, wühlte in Schrauben und Scharnieren, Dübeln und Sägeblättern, prüfte Bohrmaschinen, Oberflächenfräsen und sonstiges Gerät. Das dauert erfahrungsgemäß! In der Blumenabteilung gab es um diese Jahreszeit für mich nichts Besonderes zu entdecken.

Nun, in diesem Baumarkt ging es mir noch nie sehr gut, ich war immer leicht panikbesetzt. Holt mich hier raus! Auch in der aktuellen Situation wuchs der Kloß im Hals, ich atmete hektisch, und mir brach der Schweiß aus.

Plötzlich schoß es mir durch den Kopf: Du hast doch bloß keine Lust, hier wieder rumzustehen – wie immer – in diesem stinklangweiligen Laden, und dein Kloß, das Schwitzen und die anderen Symptome kündigen keine neue Angstattacke an und auch keine schwere Krankheit. Sie künden allein von deinem Unwillen, hier die Zeit zu vertrödeln.

Die Symptome verschwanden, noch bevor wir die Kasse erreicht hatten. Selbst die Warteschlange davor ließ mich kalt.

Schmerzvoll, aber erfolgreich, habe ich gelernt, NEIN zu sagen, mich zu verweigern. Anfangs war ich sehr unsicher. Denn ein erwartetes Ja wird zumeist kommentarlos angenommen; ein unerwartetes Nein jedoch wollen viele ausführlich begründet haben.

Während ich lernte und übte, nein zu sagen, verlor ich einige sogenannte Freunde. Erfahrungswerte!

Meinem Gedankenspiel bin ich nicht ausgeliefert

Der Geist ist sein eigener Ort
und kann in sich selbst
aus der Hölle einen Himmel,
aus dem Himmel eine Hölle machen.

John Milton

Ich hatte in den vergangenen Jahren unendlich viele negative Gedanken, und immer hat die Zeit sie ad absurdum geführt.

Vorauszudenken ist ja nicht generell negativ. Eine positive Wirkung hat es in vielen Bereichen. Vorauszudenken hilft uns, vorbereitet zu sein und Neues zu entdecken. Negative Wirkung zeigt es allerdings, wenn es von übertriebenen Sorgen und Zweifeln gelenkt wird.

Ich mußte lernen zu erkennen, welche meiner Gedanken für mich gut sind – schöpferisch, lebenserhaltend und beschützend.

Die Gedanken, die körperlich und seelisch selbstzerstörerisch wirkten, mußte ich ebenfalls erkennen und verwerfen. Ich gewöhnte mir in kritischen Situationen an, bewußt darauf zu achten und abzuschätzen: Quäle ich mich mit meinen Gedanken, oder zeigen sie mir einen Weg zur Problemlösung? Es wurde für mich sehr wichtig, das zu unterscheiden.

Mein erster Beschluß im Kampf gegen diese ausufernden Gedanken war, daß ich ihnen nicht mehr nachgehen werde. Ich wollte mich zwingen, mir keinerlei Zweifel und Katastrophenvorstellungen zu erlauben. Wenn sie sich doch einschleichen sollten, wollte ich ihnen, sobald ich sie erwische, ein energisches Stop entgegensetzen. Das klappte jedoch nicht auf Anhieb.

1988

Wenn ich doch bitte mal vertrauen und dieser unwirschen Gedankenhorde Hausverbot erteilen könnte! Dann wäre mir schon ein großer Teil meiner ständigen Anspannung genommen. Es erscheint mir wichtig, diese Gedankenhorde auseinanderzunehmen, genauer anzuschauen und sie dann zu zerschlagen.

1992

Einen großen Teil meiner Belastungen schaffe ich mir selbst. Scheinbar reicht es nicht, das einmal erkannt zu haben. Ich muß mein Verhalten immer wieder überprüfen, ob ich nicht unnötig Belastungen schaffe und Energien verschwende:

Anstatt, zum Beispiel, mich heute auf den Kabarettabend zu freuen, gespannt darauf zu sein, gehen schon seit gestern zermürbende Gedanken in mir spazieren.

- *Was wird passieren, wenn ich umkippe?*
- *Wo werde ich sitzen?*
- *Was wird passieren, wenn ich einen Hustenanfall bekomme?*

Meine hypochondrischen Interpretationen von körperlichen Beschwerden wie: Ist das Spannungsgefühl im Hals nun die Anspannung, oder bedeutet es nahenden Erstickungstod oder Krebs? mußte ich ändern. Bisher ist mir das nicht ganz gelungen.

Versuchen auch Sie, diese Selbstbeobachtung, dieses ängstliche In-sich-hinein-Horchen und dieses ebenso ängstliche Interpretieren von körperlichen Mißempfindungen von Anfang an unter Kontrolle zu bekommen. Sonst laufen Sie Gefahr, daß sich diese Gedanken verselbständigen.

DAS MACHT MIR ANGST

1

Mir macht angst,
wie ich mit meiner Angst umgehe,
was ich mit meiner Angst mache,
wie ich mit meiner Angst lebe,
wie ich meine Angst fühle
(sie fühlt sich kalt an),
wie ich meine Angst denke
(ich denke um sie herum).

2

Und ich tue so,
immer wieder so als ob
als ob ich keine Angst hätte.
Sobald ich Angst fühle,
bemühe ich mich so zu handeln,
als hätte ich keine Angst.
(Diese elende Tapferkeit aus Feigheit!)

3

Und noch mehr Angst
als meine eigene Angst,
macht mir die Vorstellung angst,
die anderen könnten es merken,
daß ich Angst habe.

4

Lebensangst und Todesangst,
Menschenangst und Zukunftsangst,
Weltuntergangsangst.
Angst, allein zu sein,
Angst, unter Menschen zu sein,
blind vor Angst.

5

Wie angstvoll ich reagiere
auf meine Angst: überängstlich.
Ich bin unfähig,
eine angstfreie Beziehung
zu meiner Angst aufzunehmen.
Ich lehne meine Angst ab.
Und ich tue so,
als gehörte meine Angst nicht zu mir,
als wäre meine Angst
nicht meine Angst.

6

Die erste Fassung des Gedichtes,
sie meint euch:
Mir macht angst,
wie ihr mit eurer Angst umgeht,
was ihr mit eurer Angst macht…

WERNER SPRENGER

Leider ist es die Regel, daß wir von vornherein mit der Angst und ihren Symptomen falsch umgehen. Sie wird verdrängt und verschwiegen. Situationen und Dinge, die sie auszulösen scheinen, werden vermieden.

Wenn wir die Angst als bedrohliches, erregtes Körpergefühl empfunden haben, reagieren wir zunächst meistens mit Panik. Anschließend fürchten wir, daß dieser höchst unangenehme und peinigende Zustand wiederkommt. Wir erkennen zu Anfang nicht die jeweilige Bedeutung und Funktion der Ängste und schaffen so einen Kreislauf aus Vermeidung, Verdrängung, Anspannung, Erwartungsangst, Angst- und Panikattacken und Selbstverachtung.

Wir können unseren Gefühlen und damit auch der Angst nicht davonlaufen. Das verstand ich erst, als ich begriff: Ich habe Angst in Boston, in Obernkirchen, in London, in München, in Kärnten, zu Hause in Rolfshagen, in Hannover und Wien. Zu Wasser, zu Lande und in der Luft... Es kann also am Ort nicht liegen.

Wie wir mit unseren Ängsten umgehen, welchen Folgen wir uns aussetzen, liegt zum größten Teil bei uns ganz allein!

Je eher wir uns bewußt werden, daß die Angst uns nicht bedroht, um so eher können wir uns dem eigentlichen Problem widmen: Wie können wir mit der Angst leben, wie sie aushalten und auflösen!?

Ich mußte vor allem lernen, mich selbst auszuhalten.

Durch mein Denken und Handeln war und bin ich mir selbst gefährlicher, als es die Situationen sind, die ich als bedrohlich erlebte und erlebe.

Ich habe eine Menge Schliche entwickelt, eine stattliche Anzahl von Begründungen und fadenscheinigen Möglichkeiten parat, die meine aufkeimende Angst ersticken könnten. Erst als ich erkannte, daß ich selbst diese Situationen mit dem Prädikat »bedrohlich« versehen hatte und begriff, daß meine Angststörungen eine von mir selbst gewählte und aufrechterhaltene Verhaltensweise sind, konnte ich effektiv an deren Auflösung arbeiten.

Ich bin also selbst verantwortlich dafür, was ich denke, wie ich interpretiere und wie ich mich fühle. Ich bin selbst dafür verantwortlich, meine unangemessenen Reaktionen auf Angst zu regulieren.

Solange ich nur meine »Ängste im Kaufhaus« bekämpfen wollte, kam ich nicht weiter. Es gelang mir zwar, einzelne mit Angst besetzte Situationen einzugehen, durchzustehen und die Angst davor aufzulösen. Auf den Weg, um mit meinen Ängsten tatsächlich umgehen und leben zu können, gelangte ich aber erst, als ich kapierte, daß ich nicht tatsächlich Angst vor Höhe, vor Essen in der Öffentlichkeit oder vor Alleinsein habe. Das sind nur Verkleidungen, in denen dahintersteckende existentielle Ängste auftauchen.

Es war ein wunderbares Erlebnis, eine Situation, die für mich immer mit starker Anspannung und Angst vor der Angst besetzt war, völlig entspannt zu erleben.

Ich hatte die Angst, im Restaurant zu essen, längst überwunden. In mir neuen oder als besonders chic geltenden Restaurants steigerte sich meine Anspannung zu Schwindelgefühlen, Zittern und einem dicken Kloß im Hals sowie zu Atembeschwerden. Zuweilen geriet ich sogar in Panik, die ich mit Müh und Not gerade noch unterdrücken konnte. Aber niemals habe ich mich verschluckt und niemals einen Hustenanfall bekommen. Auch bin ich niemals dort gestorben, obwohl ich mich auch davor fürchtete.

Während einer Phase intensiver Arbeit an meinen Ängsten bestätigte sich der Verdacht, den ich schon lange hatte, mir aber nicht eingestehen wollte: Ich spürte zwar oft Angstgefühle und bekam Zustände, hinter denen die Panik lauerte, aber **ich hatte nie wirklich Angst davor, in ein Restaurant zu gehen und dort zu essen.** Vielmehr hatte ich Angst, mich dort – und besonders in einem sogenannten feinen Restaurant – zu blamieren, lächerlich zu machen und damit, nach meiner Meinung, zu versagen.

Ein Hustenanfall aufgrund von Verschlucken oder Rauchen, umzufallen oder mich auch nur irgendwie scheinbar

»daneben« zu benehmen, bedeutete für mich, mich lächerlich zu machen. Dazu kam die Angst, nicht gut gekleidet zu sein, unattraktiv zu wirken und deshalb von anderen Gästen angestarrt zu werden. Hier handelte es sich meines Erachtens um soziale Ängste. Das zu verstehen, brauchte ich zwanzig Jahre. Eine lange Zeit. Wie läßt sich das erklären?

Am Anfang habe ich sicher nur die Angst gefühlt und sie so stark mit der Situation (in einem Restaurant zu essen) verbunden, daß ich mich über Jahre weigerte, außerhalb zu essen.

Irgendwann begann ich erneut mit zaghaften Versuchen, zum Essen auszugehen. Diese verliefen allesamt katastrophal und schürten die ohnehin schon vorhandene Angst.

Ich mußte aber diese Angst, im Restaurant zu essen, unbedingt abbauen! Mein Beruf erforderte immer häufiger Restaurantbesuche, und die Ausreden gingen mir langsam aus.

Unter Teufelsqualen und mühsam lernte ich so mit der Zeit, daß ich diesen Situationen sehr wohl gewachsen bin und daß die Anspannung sinkt, wenn ich weiß, meine Umgebung hat mich akzeptiert.

Wie oft habe ich Freunden und Bekannten gegenüber gesagt, es sei doch völlig egal, was die Leute über einen denken! Nun mußte ich feststellen, daß es **mir** keineswegs egal war. Ich maß einer möglichen (negativen) Bewertung übertrieben hohe Bedeutung zu und war dadurch in der Wahrnehmung meiner Umgebung sowie der äußeren und inneren Gegebenheiten stark eingeschränkt.

Die Arbeit an der Auflösung von Angststörungen sollte meines Erachtens schrittweise folgendermaßen erfolgen:

1. Betrachten Sie aufmerksam und kritisch Ihr eigenes Dasein, um herauszufinden, was den Angststörungen zugrunde liegt, welche tieferen Konflikte dahinterstecken.
2. Stellen Sie sich sowohl Ihren Ängsten wie auch den Situationen bzw. Objekten, die Sie damit verbunden haben. Schauen Sie die Ängste und die Angst vor der Angst an. Denn etwas, wovor Sie weglaufen, können Sie

nicht erkennen. Solange es jedoch unbekannt bleibt, wird es Sie mehr und mehr, immer heftiger, bedrängen, einengen und ängstigen.

3. Überprüfen Sie Ihr Denken, Ihre Wahrnehmung und Bewertung von Gegebenheiten. Prüfen Sie Ihre Ängste auf ihren Realitätsgehalt, und korrigieren Sie gegebenenfalls Ihre Fehleinschätzungen in der Bewertung der Bedrohlichkeit einer Situation, die Sie mit Angst verbunden haben.

Das sind die wichtigsten Regeln in dem Konzept, das mich mit meinen Ängsten leben läßt bzw. einen Teil davon auflöste.

Sie sind nicht allein!

Ich möchte Mut machen, über Ängste und Angststörungen zu sprechen, sich mitzuteilen und dazu zu stehen.

Wenn wir weiterhin alle »zur Kur« fahren statt zur Psychotherapie, wenn wir alle weiter »unpäßlich« sind oder »keine Lust« haben, wenn wir alle weiter unsicher und ängstlich unsere Situation verschweigen, werden Angststörungen und psychosomatische Erkrankungen auch künftig geheimnisumwoben sein. Die breite Öffentlichkeit wird uns weiterhin als »ziemlich komisch« oder gar als »verrückt« einschätzen. Die irrige Auffassung, daß jemand, der »psychisch krank« ist, ohnehin in die Klapsmühle gehört oder wenigstens labil im Sinne von charakterschwach ist, hält sich dort hartnäckig.

Stellen Sie sich aber vor, wie viele wir wären, würde **jeder Betroffene** offen über seine Symptome und Beschwerden sprechen. Das könnte vieles verändern:

- Unsere Gesellschaft würde Angststörungen als so normal ansehen wie z. B. Erkältungskrankheiten oder Erkrankungen von Herz und Kreislauf, Magen und Darm.

- Gespräche zwischen Arzt und Patient wären effizienter, und viel schneller wäre ein hilfreicher Weg zu finden. Viele von uns könnten sich die Odyssee von Arzt zu Doktor, von Doktor zu Heilpraktiker, von Pontius zu Pilatus ersparen.
- Und vermutlich würden sich grundlegende Zustände und Bedingungen unserer Zeit ändern, die einem ganz zu Recht Angstschauer über den Rücken laufen lassen.

Viele Menschen, die mit Ängsten und deren Symptombildungen leben müssen, meinen, sie allein hätten an dieser schweren Bürde zu tragen. WARUM GERADE ICH?

Das stimmt de facto nicht und erschwert das Leben zusätzlich. Wir teilen das Leid mit so vielen: mit dem Arbeitskollegen, dem Kaufmann an der Ecke, der immer so fröhlich zu sein scheint, oder der Nachbarin gleich nebenan. Seelische Störungen und ihre körperlichen Symptome gehören zum Alltag von Millionen. Nur spricht man nicht darüber. Man nimmt an, daß 70 bis 80 Prozent der Beschwerden, wegen derer in Deutschland ein Arzt aufgesucht wird, durch psychische Konflikte verursacht werden.

Es ist wichtig, nicht zu verhärten durch das eigene Leiden. Verbittern Sie nicht! Haben Sie Mut, zu sich zu stehen, sich nicht mehr selbst zu verleugnen (wie Sie Ihre Angst verleugneten). Haben Sie Vertrauen, daß Sie dem gewachsen sind, was auf Sie zukommen kann. Sie haben viel mehr Kraft zum Leben, als Sie vermutlich glauben.

Betrachten Sie Ihre Angststörungen und die Symptome, unter denen Sie leiden, nicht als negative Lebenssensation oder Katastrophe. Sehen Sie Ihre **Angst als Chance, Ihr Leben reicher und befriedigender zu gestalten.**

Sehen Sie Ihr Leiden auch als Wachstumsschmerz, und vor allem stehen Sie dazu, wenn es sein muß auch trotzig (!) – in einer Zeit, die Angst, Schwäche, Krankheit, Gebrechlichkeit, Vergänglichkeit und Tod geradezu verzweifelt auszuklammern versucht.

Jammern und Selbstmitleid helfen Ihnen nicht weiter

Die eigenen Tränen erleichtern zwar zuweilen, machen aber ansonsten nur blind.

Kristiane Allert-Wybranietz

Vergessen Sie das Jammern, und verfallen Sie nicht in Selbstmitleid. Entdecken Sie in sich Seiten, die bisher nicht zu erkennen oder versteckt waren. Das können positive wie negative Züge sein.

Und wenn Sie fündig werden, auf etwas stoßen, das Ihnen nicht gefällt, jammern Sie nicht, klagen Sie nicht an, machen Sie keine Schuldzuweisungen. Es hilft Ihnen nicht weiter, wenn Sie jetzt beginnen, wie ein Kojote zu heulen.

Ich war oft das Häufchen Elend persönlich auf meinem langen Irrweg, bis ich die Angst und die Angst vor der Angst besser verstand.

1993

Mein Gott, tue ich mir leid. Und das nervt mich. In einer Fülle von Selbstmitleid und negativ-ängstlichen Gedanken zu verschwinden ist doch tatsächlich ebenso dumm wie unsinnig. Verschwendete Lebenszeit. Verschwendete Energie. ICH WILL NICHT SO SEIN.

Und folgedessen muß ich etwas dagegen tun. Ich will nicht so unkonzentriert und lustlos arbeiten. Den Kopf voller Gedanken und Fragezeichen, voller negativer Befürchtungen. Ich möchte lustvoll, zügig und kreativ arbeiten.

Ich will nicht so leidend lauern auf eventuell auftretende

Angstzustände oder andere psychosomatische Symptome, die ich bei den verschiedensten Belastungen, denen ich ausgesetzt bin und mit denen ich (derzeit falsch!) umgehe, hervorbringen kann. Selbst in diesen ruhigeren Tagen rechne ich damit, daß sie auftauchen, und bin beinahe enttäuscht, verwundert, wenn nichts passiert. Mit diesem Verhalten verfestige ich die Symptomatik erneut und verpasse der Angst vor der Angst eine satte Stärkungsspritze. Falls heute Atemnot oder welches Symptom auch immer (mein Repertoire ist groß) auftreten sollte, dann vermutlich weniger als Folge von Belastungen, sondern weil ich sie herbeigewartet, herbeigefürchtet habe.

Ich will mich entspannen, weiter daran arbeiten, die funktionellen Störungen, bedingt durch seelische Belastungen, weniger (milder) werden zu lassen, bevor sie dann doch noch eine organische Krankheit entwickeln.

Ich will auch nicht so mißtrauen. Ich will vertrauen. Und ich will nicht schon wieder Verluste für mich verbuchen, nur weil ich sie zunächst fürchtend denke.

Keinen Anlaß gibt es zur Zeit, zu meinen, Volker oder Marc zu verlieren. Nur das kleine, (vermeintlich) unattraktive, ebenso eitle wie ängstliche, hilflose und unsichere Kind in mir deutet alles als Anzeichen für Verlassenwerden. Oder ist es die alte Frau in mir? Die müßte es doch besser wissen. Wie auch immer; daran muß ich arbeiten. So langsam nervt es mich, daß ich beim kleinsten Anlaß das Schlimmste schon in grellen Katastrophenfarben an die Wände kritzele.

Es ist an der Zeit, hier weiterzukommen. Wenn ich diese Jammer-Verlust-Mißtrauens-Tour fahre, sind diese Gedanken so stark und mächtig, daß ich mein Gefühl, meine Intuition oder innere Stimme, wie immer man es nennen mag, beinahe ignoriere. Diese Stimme hat dann kaum Gewicht. Und gerade sie, diese Gefühle tief innen, haben mich noch NIE betrogen. Aber gut, sie werden jetzt, wo ich auf dem Jammerweg bin, einfach beiseite geschoben.

Und wo, frage ich mich, sind dann all die Erinnerungen

an schöne, tiefe Erlebnisse, die ich vor noch nicht langer Zeit mit den Personen geteilt habe, von denen ich jetzt annehme, sie wollen mich verlassen?

Wo sind sie geblieben? Die Begegnungen. Die Nähe. Die Tiefe. Die Wärme. Die Intensität. Die Gespräche. Die Berührungen.

Unterliegen auch diese Schätze, diese Erfahrungen und Erinnerungen dann jeweils der Macht des negativen Denkablaufes, der alles andere, das etwas dagegensetzen könnte, plattwalzt? Vorübergehend jedenfalls? Und, vor allem, wo bin ich geblieben? Das, was ich hier gedanklich lebe, bin ich nicht, will ich nicht sein.

1990

Ich fühle mich wie das ärmste Wesen auf der ganzen Welt. Bankrott der eigenen Stärke. Schwarzer Freitag für die Seele. Das kommt vor, darf aber nicht von Dauer sein.

Ich hasse Selbstmitleid. Ich hasse Uneinsichtigkeit bei Dingen, die nicht zu ändern sind. Ich mag Zweifel und Unsicherheit nicht, und trotzdem konnte ich dieses Gedankenmonster, das mich zuweilen überfällt, bisher noch nicht in den Griff bekommen und auflösen.

Verschieben Sie nichts auf später

Das gefährliche »Auf-später-Verschieben« trägt wesentlich zu Ihren Ängsten, Beschwerden und Erkrankungen bei, denn »später« ist als Zeitbegriff absolut ungenau.

Im Laufe meines Lebens wurde mir immer wieder klar, wie wichtig es ist, sich einen Traum, einen Wunsch zu erfüllen, aber auch ein Problem zu lösen. Dann tritt Befriedigung und Befreiung ein. Man wird frei, sich anderen Dingen zuzuwenden, anstatt bei »Wenn und Aber« zu verharren.

Viele neigen dazu, sich Etappen zu setzen. Sie basteln sich Bedingungen, die erfüllt sein müssen, um glücklich und zufrieden sein zu können. Bedingungen, um etwas zu genießen oder um frei von Angespanntheit, Angstbereitschaft zu sein: Wenn doch erst die Kinder groß sind ..., wenn ich doch erst die Prüfung bestanden habe ..., wenn ich erst in Pension bin ..., wenn ich mich diesem oder jenem gewachsen fühle, dann ... Ein in Scheiben geschnittenes Leben. Ein Wenn-dann-Mensch! Ein Wenn-doch-erst-Dasein wird Sie nie zufrieden und entspannt sein lassen.

Es gibt so viele lebenswerte Dinge, die vor Ihnen liegen. Verderben Sie sich nicht so viele davon, indem Sie Bedingungen aufbauen wie: Die Blumen in meinem Garten kann ich erst genießen, wenn ich das und das erledigt habe ... – sie blühen jetzt. Sind Sie erst einmal auf diesem Bedingungstrip, haben Sie später vermutlich neue Bedingungen zur Hand: »Wenn doch erst, dann würde ...«

Setzen Sie Ihre Hoffnungen nicht auf ein Etwas in der fernen Zukunft, sondern bleiben Sie offen für die Gegenwart und für aktuelle Entwicklungen.

Bewältigung – Überwindung – Auflösung

1985

Es macht mich mittlerweile sehr traurig, daß ich negativ und angstvoll denke, daß dieses Denken mein Handeln beeinflußt, daß ich nicht so leben kann, wie ich möchte. Meine Situation ist vergleichbar mit einem Kerker: Mit Hilfe eines Wächters kann ich »raus«, ansonsten bin ich gefangen in meinen ängstlichen Gefühlen.

*Will ich mein restliches Leben denn tatsächlich in diesem Knast verbringen? Ich muß ausbrechen in eine neue Freiheit, aber die Schritte dazu kann nur **ich** machen.*

Früher waren bestimmte Situationen für mich sofort, sozusagen automatisch, mit Angst besetzt, und dementsprechend reagierte ich. Reflexartig stieg meine Anspannung, und/oder ich versuchte die Situation zu vermeiden.

Aber ist es nicht eine wunderbare Chance herauszufinden, was man tatsächlich kann, trotz Angst und Panik?

Um mein Vermeidungsverhalten zu durchbrechen, versuche ich heute, meine Erlebnisse nach einem gewissen Schema einzuordnen und mich selbst zu beobachten:

- Vor einem Ereignis frage ich mich: Bin ich unruhig, stark angespannt? Bin ich gelassen? Denke ich mir Gefahren herbei? Stelle ich mir Katastrophen vor? Wie reagiert mein Körper?
- Ich sammle Informationen über das Bevorstehende. Bei einem Flug beispielsweise über das Wetter. Regnet es, stürmt es, haben wir Sonnenschein? Das beeinflußt die Flugbedingungen. Ich besorge mir Informationen.
- Wie bewerte ich die Situation, die Lage? Ist sie gefährlich? Könnte ich eine Angstattacke bekommen, wächst die Anspannung?

  Finde ich etwas unbedenklich, dann bleibe oder werde ich ruhig.
- Ist das Ergebnis der Bewertung so, daß ich mich bedroht fühle, überprüfe ich, ob nur ich Bedrohung damit verbinde. Ich muß weitere Gegenmaßnahmen prüfen, die mir in diesem Fall zur Verfügung stehen. Ich will mir aber keine Abwehrmaßnahmen, die schädigend sind, mehr gestatten und damit die Angst aufrechterhalten. Ich will standhalten und kämpfen.
- Und dann muß die Handlung folgen. Ich muß es tun! Meine wichtigste Regel in Anlehnung an das Monopoly-Spiel heißt: Gehen Sie nicht über Los! Begeben Sie sich direkt in die angstbesetzte Situation.
- Gelingt mir das, und ich mache positive, beruhigende Erfahrungen (Es ist ja gar nicht so schlimm!), gibt mir

das die Möglichkeit, eine angstbesetzte Situation neu zu bewerten.

Gelingt es mir nicht zu handeln, und ich laufe davon oder breche ab, habe ich nur etwas für die Angst vor der Angst getan. Sie wächst. Und ich muß erneut beginnen.

1994

Es ist heute die erste Nacht, in der ich bewußt und gewollt alleine im Haus schlafe. Nach drei Jahren ist es aber auch an der Zeit, diese Angst (es ist allein nur noch Angst vor der Angst) zu überwinden …

Ich habe den ganzen Tag keine Angst oder Anspannung gefühlt, wenn ich daran dachte, daß ich heute hier alleine schlafe.

Ich habe keine Bemühungen unternommen, doch noch einen »Babysitter« zu finden. Ich wollte keinen »Babysitter«. Ich wollte (und will) erleben, wie es denn nun wirklich ist, hier allein zu schlafen!

Es ist jetzt bereits halb zwei in der Nacht! Und ich spüre keine der üblichen oder erwarteten Symptome: keinen Kloß im Hals, nicht einmal erhöhte Anspannung … und auch – völlig unerwartet (?) – keine Erwartungsangst.

Die Fliese in unserer Küche, deren Knarzen ich sonst immer penibel beachtet habe (Einbrecher!), höre ich jetzt und den ganzen Abend schon nicht. Das hat mich früher immer sehr erschreckt; ich hörte es aber nur, wenn ich allein im Haus war.

Vor mir selbst habe ich heute keine Angst. Ich habe vor mir nichts zu befürchten. Dazu bin ich zu ruhig, dazu will ich es zu sehr: heute eine positive Erfahrung machen, erfahren, ich kann es aushalten, allein hier über Nacht sein. Mein Herz ist friedlich. Meine Atmung ist ruhig. Kein Kloß im Hals. Ich zittere nicht, und ich bin auch sonst nicht angespannt.

Ich sitze hier und höre laut Pavarotti. Ich lausche nicht, wie ich in meiner Vorstellung erwartet hatte, auf jedes Geräusch im Haus. Die Hunde sind ruhig.

Jetzt wird es mir klar, ich hatte Angst vor dieser Situation. Und jetzt, wo ich mich darauf eingelassen habe, ist alles ganz anders und (verdammt!) so einfach. Hätte ich es bloß schon vorher versucht!

> *»Gewöhnlich erhalten diese Personen* [die unter Angstsymptomen leiden] *massive Unterstützung seitens des Partners, der Verwandten, der Freunde oder anderer Leute. Sobald der Patient in eine Krise gerät und um Hilfe bittet, sind diese Personen zur Stelle. Diese Art gesellschaftlicher Unterstützung wirkt aber als ›versuchte Lösung‹, die das Problem aufrechterhält. Mit andern Worten, anstatt dem Patienten zu helfen, seine phobischen Ängste zu überwinden, nährt das beschützende Verhalten der anderen das Problem und erhält es lebendig, so daß der Patient in seiner Unfähigkeit gefangen bleibt, das Problem zu meistern. ... Ihm muß begreiflich gemacht werden, daß die bisherige Hilfe seine Lage nicht verändert hat und nie verändern wird. Nicht nur darf er nicht mehr auf Schutz und Hilfe der anderen zählen, er muß sogar darauf verzichten, da diese Art der Unterstützung gefährlich und schädlich ist und sein Leiden verschlimmert – selbst wenn es im Moment unmöglich scheint, ohne sie auszukommen.«*
>
> Giorgio Nardone/Paul Watzlawick

Tage bevor ich mich an das Unternehmen »Überwindung und Auflösung« machte, erstellte ich mir die nachfolgende Liste:

1. Ich will in diesem Haus allein sein können. Auch heute nacht.
2. Wenn ich mich darin übe, hier allein zu sein, ist das eine Pforte zu einem entspannteren Dasein, die sich öffnet, gewissermaßen ein neues, unabhängigeres Lebensgefühl.

3. Ich weiß, daß ich in all den Jahren eine riesengroße Angst aufgebaut habe, nachts allein im Haus zu sein und zu schlafen. Das ist aber nur in meinem Kopf, und da ich immer vermieden habe, mich dieser Situation zu stellen, erscheint sie mir nun wie mein persönlicher Mount Everest, den ich nicht erklimmen kann. Soll ich das Land, das dahinter liegt, denn nie sehen?
4. Einen Versuch ist es wert. Hab den Mut dazu!
5. Was kann passieren? Was kann ich tun, wenn »es« passiert?

- ○ Die Anspannung wird wegen der phobischen Konditionierung so stark, daß ich flüchte. Versuch gescheitert – aber immer noch besser, als es gar nicht zu versuchen. Ich kann mein Befinden mitsteuern.
- ○ Ich schaffe es nicht, die Anspannung abzubauen, überziehe den erträglichen Anspannungslevel und gerate in Panik.
- ○ Ich fühle mich wohl, schaue die neue Situation an, freue mich, daß ich es gewagt habe. Es gelingt mir, die Angst vor der Angst aufzulösen, und ich schlafe ein.
- ○ Einbrecher kommen ins Haus. Dafür habe ich meinen Plan, den ich vorher durchgespielt habe, und bin entsprechend gerüstet und vorbereitet.
- ○ Keine Einbrecher kommen. Es wird 5.00 Uhr morgens, und ich warte immer noch vergeblich auf sie. Bleibt die Anspannung, muß ich abchecken zwischen Möglichkeit und Wahrscheinlichkeit.
- ○ Trau dir zu, daß du das alles durchstehen kannst.

Auf ähnliche Weise habe ich meine Angst vor dem Zahnarzt abgebaut. Verfahren Sie genauso:

1. Sprechen Sie mit Ihrem Zahnarzt über Ihre Angst- und Panikattacken und über Ihre panische Angst vor der Behandlung. Falsche Scham ist hier nicht angebracht, schließlich ist die Situation keineswegs angenehm.

2. Dem Zahnarzt ist Ihr Problem vertraut, vorausgesetzt, Sie erzählen ihm von Ihren Ängsten. Sie sind für ihn bestimmt kein Einzelfall.
3. Wechseln Sie den Zahnarzt, wenn er nicht auf Sie und Ihr Problem eingeht.
4. Stellen Sie Ihre ganz persönlichen Fragen. Für mich geriet die Behandlung z. B. zur beinahe klaustrophobischen Situation, weil ich meinte, diese nicht unterbrechen zu können: Was passiert, wenn ich ausgerechnet dann einen Hustenreiz bekomme oder dringend zur Toilette muß?
5. Hilfreich war auch das Angebot meines Zahnarztes, einer Behandlung bei einem anderen Patienten zuzusehen.

   Oder lassen Sie sich von Ihrem Zahnarzt während der Behandlung erklären, was er tut, was geschieht. Damit lösen Sie das Unbekannte auf. Und Sie sind zudem noch abgelenkt und können sich so nicht auf Ihre Verspannungen und Nervosität oder gar Panik konzentrieren.
6. Bitten Sie Ihren Partner (oder eine andere Person Ihres Vertrauens), Sie die ersten Male bis ins Behandlungszimmer zu begleiten. Schon das Gespräch zwischen Zahnarzt und Ihrer Begleitung kann Sie ablenken. Bei besonders starken Anspannungen, die während der Behandlung bei mir immer wieder auftraten, half es dann schon, die beruhigende Hand von Volker auf der meinen zu spüren.

Suchen Sie die Stille

Ich war in einem Strom von Erleben, Pflichten, Aufgaben,
Verantwortlichkeiten und mehr gefangen und gelangte
nicht mehr ans Ufer.
Ich war von Unruhe gepackt, die mich unfähig machte,
zu verweilen. Es ist ohnehin schwer, im Leben zu verweilen.
Es fließt.
Doch für kurze Momente kann ich das wieder, kann ich in der
Gegenwart sein, mich, meine Seele und meinen Körper fühlen.

Jemandem in die Augen schauen,
etwas tief aus mir heraus sagen,
ausdrücken,
etwas tief in mir fühlen.

Fühlen und wissen, daß
ich da bin, lebe,
daß ich in die Morgensonne schaue,
mich an den Kunstwerken,
gleich ob die Natur oder der menschliche Geist
sie erschuf, erfreue,
daß ich teilhaben kann
an diesem wunderschönen Leben.
Es ist eine Pflicht,
sich nicht zu vernachlässigen –
dem Selbst, den Mitmenschen und dem Leben gegenüber.

KRISTIANE ALLERT-WYBRANIETZ

Ein Grund, warum ich immer wieder in Anspannung und Angstattacken gerate, liegt in der Tatsache, daß ich nicht oft genug die Stille suche, mich nicht für eine Weile aus dem Trubel des Lebens zurückziehe. In der Stille habe ich die Chance, das ins Bewußtsein zu rufen, was in meinem Unterbewußtsein vorhanden ist und schon längst in mir wirkt.

Meistens geht es dabei um:

- Konflikte, die zu lösen es mich drängt, woran ich mich aber noch nicht wage, obwohl ich gelernt habe, daß ungelöste Konflikte, Spannungen und Frustrationen, die ich mit mir herumschleppe, beste Böden für Nervosität, Angst- und Panikattacken oder psychosomatische Erkrankungen sein können.
- eine Hyperaktivität, die mich zwar vieles schaffen läßt, aber bewirkt, daß ich mich selbst oder wesentliche Elemente meiner Arbeit zurückstelle.

Wenn ich in meinen Tagebuchaufzeichnungen nachlese, finde ich häufig Eintragungen wie nachfolgend:

1990

Eines ist klar: So voller Unsicherheit, Anspannung und Angstgefühle vor Nicht-näher-Bezeichenbarem und hausgemachter Katastrophenvorstellungen will ich nicht mehr sein.

Ich muß versuchen, klar zu sehen, was und wie und warum ich ganz offensichtlich wieder etwas falsch mache.

Oder welche Unsicherheit ich, leicht-locker, zu den Akten legte, die nicht ganz ausgemerzt war, so daß sie weiterwachsen konnte wie der Schimmelpilz im feuchten Paradies und jetzt erneut massiv hervorbricht. Ich werde es so schnell nicht wieder unterschätzen, wie wichtig und hart, aber läuternd es ist, von Zeit zu Zeit in Klausur zu gehen. Hauptthema: Ich selbst.

1991

In diesen Tagen will ich mich erholen und neue Kräfte finden. Es gilt, viele Dinge zu überdenken. Ich muß zahlreiche Eindrücke aus den letzten Monaten verarbeiten, will Erfahrungen einsortieren in mein Leben, mein Denken und Handeln.

Dies wird auch den Umgang mit meiner Angst positiv verändern, denn ich war in der letzten Zeit oft schon ganz schön stark. Ich konnte aber diese Erfolge nicht verarbeiten, definitiv auf mich beziehen, da immer neue Termine, Aufgaben und Herausforderungen nachdrängten, so daß die Geschehnisse wenig Beachtung fanden, nur gespeichert und sozusagen zwischenabgelegt wurden.

Ich will mir jetzt die Zeit nehmen, wenngleich schon wieder neue Aufgaben ins Haus stehen, zu mir zu kommen. Ich fühle mich nicht verwirrt.

Ich will jedoch die Kraft, die in all den Erlebnissen, Gefühlen und Begegnungen der jüngsten Vergangenheit steckt, nicht einfach verpuffen lassen, weil ich keine Ruhe finde, sie auszufiltern.

1988

Ich muß mich selbst überdenken. Jetzt geht es zwar etwas besser, jedoch fühle ich mich in letzter Zeit ziemlich ausgebrannt, hatte das Gefühl, schlafen zu müssen – auf der Stelle. Hinzu kommt eine gewisse Freudlosigkeit, die sich eingebürgert hat. Es ist gefährlich, die »kleinen Freuden« nicht wahrzunehmen, denn von ihnen ist schließlich jeder Tag voll. Zu vieles wird selbstverständlich. Dabei ist es so einfach, sich zu freuen.

Schuld an der ganzen Situation, in der ich stecke, bin wohl ich selbst. Es gibt mehrere Gründe, durch die ich mich in das hektische Non-Stop-Leben hineinverzettelt habe, wo die Zeit für Ruhe, Besinnung und fürs Genießen fehlt.

Wenn Sie in der Lage sind, sich großzügig Kurzurlaube gönnen zu können, tun Sie das. Eine Woche Borkum. Eine Woche Schwarzwald. Eine Woche London oder New York City. Eine Woche wo auch immer. Da, wo es Ihnen guttut und Sie Ruhe finden, Zeit haben zur Besinnung und in die Stille hineinzuhorchen, sind Sie richtig.

Gehören Sie zu der Mehrheit, die aus zeitlichen oder finanziellen Gründen, aufgrund von beruflichen oder häuslichen Verpflichtungen keinen oder nur einmal pro Jahr Urlaub machen können? Trotzdem brauchen Sie auf Besinnung und Stille nicht zu verzichten.

Versuchen Sie, sich Freiräume zu schaffen, Zeit zu reservieren, die Sie für sich haben und ausschließlich mit sich verbringen. Das können Stunden im Garten sein, ein Konzertbesuch, Zeit, die Sie allein zu Hause sind, ein Spaziergang, Entspannungsübungen.

Stellen Sie deutlich klar, daß Sie in dieser Zeit, in der Sie sich zurückziehen, keine Störungen wünschen. Setzen Sie sich durch, wenn Ihre Wünsche diesbezüglich nicht gleich respektiert werden.

Halten Sie ein im hektischen Alltag! Betrachten Sie Ihre Unruhe, Ihre Ängste, Ihre Ärgernisse, Ihre Wünsche und Hoffnungen aus der Position der Stille! Aus der Ruhe heraus können Sie wieder stabiler werden, um den Anfordernissen Ihres Lebens zu begegnen.

Halten Sie Zwiesprache mit sich selbst, denn Ihre Ängste und Ihre Beschwerden sind niemals isoliert zu betrachten. Sie sind ein Teil Ihres Daseins und niemals getrennt von Ihrer gesamten Lebenssituation zu sehen! Von Zeit zu Zeit ist ein Aufräumen, ein schonungsloses Klären von Dingen nötig, die bisher unausgesprochen und wenig greifbar dahinwaberten.

Wenn Sie sich näher mit den aktuellen Geschehnissen in Ihrem Leben befassen, wird freigelegt, was verarbeitet, verändert und gefestigt werden muß.

Betrachten Sie Ihr Leben ehrlich, und finden Sie heraus:

- Wo liegen Ihre wirklichen Bedürfnisse? Sind Sie in der Lage, diese zu befriedigen?
- Wo sind Sie eingeengt, eingesperrt? Ist dies Ihre eigene Begrenzung, oder geschieht dies von außen?
- Wo leben Sie gegen sich, gegen Ihre Überzeugungen oder gegen Ihr Naturell?
- Vor welchen Konflikten scheuen Sie sich? Welche ungewollten, aber selbst- oder fremdauferlegten Zwänge beengen und welche Sorgen und Unsicherheiten bedrücken Sie?
- Versuchen Sie, einem Ideal nachzueifern, das Sie ohnehin nicht erreichen können? Oder versuchen Sie, ein Ihnen abverlangtes Ideal nach außen darzustellen, so zu tun als ob?
- Verhalten Sie sich nach ungeprüft übernommenen Wer-

ten und Regeln? Fühlen Sie tief in sich das, was Sie nach außen hin leben?

- Würden Sie Ihr Leben anders gestalten, wenn Sie nur könnten? (Sie können!)

Es ist immer wieder wichtig, die Gegebenheiten, das Dasein, wie es jetzt ist, zu überprüfen. Schnell schleichen sich Gewohnheiten ein, die Sie lähmen. Schnell sind Sie auf einem Lebenstrip, auf dem Sie gar nicht sein wollen.

Bleiben Sie sich selbst auf der Spur. Wenn Sie nicht in den Fäden der eigenen geringen Änderungsbereitschaft (weil ja alles so schön bequem, wenn auch nicht befriedigend ist) und der starken eigenen Konfliktabwehr oder -scheu hängenbleiben, wird einiges an Bedeutung verlieren und rausfliegen aus Ihrem persönlichen Plan. Anderes wird mehr Gewicht erhalten, und vor allem werden Sie sich und Ihren Bedürfnissen, Wünschen und Hoffnungen ein ganzes Stück näherkommen.

Lernen Sie, sich zu entspannen

Wichtig für jeden Menschen ist, neben der Stille Entspannung zu suchen. Ohne Entspannung halten wir auf Dauer nicht durch in unserer hektischen, schnellebigen und informationsüberfluteten Zeit. Verkrampfungen, Verspannungen sowie negativer Streß entstehen.

Lernen Sie, sich schnell zu entspannen, z. B. um bei heraufziehenden Angst- und Panikattacken oder Prüfungsängsten und Lampenfieber gewappnet zu sein. Das ist sozusagen »Notfall-Entspannung«.

Lernen Sie auch, in den Alltag Entspannungsübungen oder -elemente einzubauen, wie z.B. autogenes Training, Yoga, Schattenboxen, Meditation und anderes mehr.

Liest man Bücher und Anleitungen zu den verschiedenen Entspannungsmethoden, erscheint es einem oft so, daß das jeweils Angebotene bei jedem wirksam sein muß. Entspannung wird sozusagen garantiert.

Dem ist aber keineswegs immer so. Wie bei einer Psychotherapie auch, muß die gewählte Methode zu Ihnen passen.

Erfolgloses Ausprobieren von Entspannungsmethoden, die den gewünschten oder angekündigten Effekt nicht erbrachten, hat schon manchen veranlaßt, die Suche aufzugeben und zu resignieren. Versuchen Sie wenigstens einige der Methoden, um herauszufinden, was bei Ihnen positiv wirkt.

Bevor Sie kostspielige Seminare oder ähnliche Veranstaltungen belegen, ist es sinnvoll, aus Büchern – eventuell kassettenunterstützt – einige Entspannungsmethoden zu erlernen und selbst zu testen, wie sie bei Ihnen wirken.

Es ist wichtig, daß Sie sich einen angemessenen Zeitraum zugestehen, mit der gewählten Methode Entspannung zu trainieren, bevor Sie entscheiden: Das ist nichts für mich! oder: Das tut mir gut. Hurra, es wirkt!

Versuchen Sie auf eigene Faust herauszufinden, was Sie entspannen kann. Probieren Sie etwas Neues aus. Lassen Sie sich ein auf etwas, was Sie noch nicht getan haben. Das kann etwas ganz Einfaches sein. Versuchen Sie aber, auf jeglichen Leistungsanspruch zu verzichten.

Bei mir war es lange Zeit so, daß ich Entspannung verwechselte mit Mich-hinlegen-Müssen, Ausruhen und Mich-Schonen. Das hat aber – offengestanden – nie etwas gebracht. Ich fühlte mich eher schlechter, schlapper als zuvor und war meistens nach wie vor konzentriert auf das Geschehen in meinem Körper: Wie schlägt dein Herz? Schlägt es noch? Was ist mit deiner Atmung? Bekommst du genug Luft? Tut noch etwas weh? Wird dir schwindelig?

Zudem vermittelte mir Schonen, Liegen, Ruhen stets das Gefühl von Kranksein. Aber ich fühlte mich nicht wirklich krank! Ich möchte sagen, daß mich die Angstattacken eher behinderten.

Auch hier kann sich ein Teufelskreis schließen. Ich lege mich hin, weil ich mich ***irgendwie ein wenig schlecht*** *gefühlt habe.*

Ich überwache ängstlich, ob das Unwohlsein bleibt, sich verstärkt, oder ob es verschwindet.

Trotz des (scheinbar heilsamen) Liegens ruhe ich mich nicht aus. Und während ich in mich hineinhorche, jede körperliche Veränderung wahrnehme, diese gedanklich-hypochondrisch kommentiere, entspanne ich mich nicht. Ich spanne den Bogen weiter, meine Anspannung wächst, und damit verstärken sich die körperlichen, unangenehmen Empfindungen …

Besser funktioniert es bei mir, daß ich einfach etwas **tue.** Ich versuche, Schwächegefühle und Unwohlsein zu ignorieren, **trotzdem** etwas zu machen. Sei es sinnvoll oder allein zur Ablenkung. Die Angst ist dann schnell beleidigt und zieht sich zurück.

Heute kann ich sehr müde, sehr aufgeregt, sehr schlapp, sehr unruhig sein, höre laut meine Lieblingsmusik und lasse mich auf Leinwand und Farbe ein. Entwickle ich viel Energie, fühle ich mich hinterher zwar auch müde, aber total entspannt.

Auch Lesen oder Schreiben entspannt mich, hilft mir, mich – auch körperlich – zu entspannen.

Ich bin sicher, Sie werden Ihren eigenen Weg finden. Viele Möglichkeiten stehen Ihnen offen!

Manchmal allerdings zwingt sich einem die Entspannung geradezu auf. Ist das der Fall, kann es uns Menschen mit Angststörungen Probleme machen. Das passiert mir häufig:

Ich komme von einem Arbeitsgespräch, einer Verhandlung oder einem wichtigen Privatgespräch zurück. Nach Hause. Das liegt jetzt hinter mir. Es war eine sehr angespannte Situation für mich.

Aber ich habe die Situation gepackt, habe Erfolg gehabt, bessere Ergebnisse – in jeder Hinsicht – als erwartet. Und schön war es auch noch. Meine Anspannung vorher, dieser Impuls, am liebsten absagen zu wollen, die Aufgeregtheit, die Angst zu versagen – all das war nicht nötig gewesen. Das habe ich mir mal wieder bewiesen.

Und jetzt hier zu Hause, wo ich nicht mehr funktionieren muß, geht es mir plötzlich »komisch«. Die Anspannung fällt von mir ab, macht sich breit, und mir wird schwach vor **Abspannung, Entspannung.**

Das will ich heute als Folge der starken Anspannung akzeptieren und nicht gleich wieder drohende Herz- und sonstige Anfälle darin sehen.

Richten Sie es nach Möglichkeit so ein, daß Sie:

1. konsequent, regelmäßig bewußt entspannen. (Sie werden schon fündig werden, welche Übung für Sie die beste ist.)
2. regelmäßig die Stille suchen, um darin sich selbst, Wandlung, Gelassenheit zu finden.

Wenn Sie Ihren Körper im entspannten Zustand kennenlernen, wird es Ihnen möglich sein, Verspannungen schneller zu spüren, zu erkennen und zu lösen. Tragen Sie vor allem auch dafür Sorge, daß Sie vernünftig atmen und sich ausreichend bewegen.

Gewinnen Sie das Vertrauen in Ihren Körper zurück

Gleich nach den ersten Angst- und Panikattacken verlor ich das Vertrauen in meinen Körper. Das war ein gravierender Fehler. Ich mußte mich hier selbst ein wenig an die Hand nehmen, um nicht ständig in dem Gedanken zu leben, ich müßte mich schonen, quasi nichts tun.

Ich fühlte mich wenig belastbar. Dabei muß ich immer wieder feststellen, daß ein Tag, an dem viel los ist, für mich äußerst positiv ist. Ich spüre die erfrischende und stärkende Wirkung, das Belebende an solchen Tagen, wenn dann alles läuft! Das bedeutet zwar viel Arbeit, viele Herausforderungen, Entscheidungen, aber auch Freude und Erfolg.

Tage, in denen das Leben zäh dahinströmt, stressen mich viel mehr. Sie lassen mich oft gereizt, schlapp und unzufrieden zurück. Dieses Gefühl, sich zu nichts aufraffen zu können, ist einfach scheußlich.

Daß ich das Vertrauen in meinen Körper, in meine Belastbarkeit verlor, entsprang hauptsächlich meinem Denken und meiner (falschen) Bewertung der Gegebenheiten. Auch die Meinung anderer, ich müsse mich mehr schonen, hatte mich verunsichert.

Ich halte mich weder körperlich noch seelisch oder geistig für schwach. Ich bin recht hart im Nehmen! Es gibt auch viele Dinge, die wohltuend auf mich wirken. Ich bin meistens glücklich, so zu sein, wie ich bin, ich mußte mir nur abgewöhnen, mich selbst besonders schwach einzuschätzen.

Ich arbeite gerne im Garten; die Arbeit entspannt mich normalerweise. Doch es gibt Tage, an denen sich dann unaufhörlich mein Gedankenkarussell dreht... wenn mein Geist keine konkrete Aufgabe hat, driften die Gedanken in eine negative, selbstquälerische Richtung. Unkontrollierte Gedanken tauchen in Horden auf. Sie töten mein Vertrauen in meinen Körper, in mich selbst und nehmen mich mit auf eine Reise ins Reich der Hilflosigkeit. Sie lassen mich fallen in Seen von Krankheiten und übernachten in Hütten der Hypochondrie. Sie verschleppen mich auf Berge der Katastrophen und lassen mich gnadenlos von den Gipfeln fallen.

Wandlung kann angst machen

In unserer Kindheit war es notwendig, uns unserer Umwelt, in die wir hineingeboren wurden, anzupassen. Die in diesen frühen Zeiten entwickelten Verhaltensmuster legen die meisten im Erwachsenenalter nicht ab, sondern verstärken diese oft noch. Im Laufe eines Lebens jedoch haben einige dieser alten Verhaltensmuster gewissermaßen ausgedient und müßten durch neue ersetzt werden. Auch die damals unüberprüft übernommenen Regeln und Werte müßten hinterfragt werden.

1983

Ich will mit altem Frust aufräumen. Auf meiner Seele liegt noch eine Menge Müll herum, den ich unnützerweise mit mir herumschleppe: Reste vergangener Kränkungen. Trauer wegen vergangener Verluste. Unsicherheit und Zaghaftigkeit aufgrund überholter und nutzloser Zweifel. Ich möchte das gern einmal anfassen und entrümpeln. So wie ich von einem Speicher allen Plunder und ausgedienten Kram entferne, um mit neuem Überblick wieder einzuräumen, was bleiben soll. Das gibt mir das Gefühl, ein Stück vorwärtsgekommen, erleichtert zu sein.

Wenn wir erkannt haben, daß unsere Ängste und deren Erscheinungsform auf der Bewußtseinsebene uns auf etwas hinweisen wollen, wird uns das im Laufe der Zeit zwingen, uns zu verändern; es sei denn, wir nehmen in Kauf, weiterhin hilflos von Angst und Panik geschüttelt oder von psychosomatischen Erkrankungen geplagt zu werden.

1992

Ich spüre neue Kraft und neuen Mut in mir. Das ist natürlich nicht das erste Mal in dieser ganzen Phase, aber ich wachse doch stets ein kleines Stückchen mehr und bin anders geworden. Ich fasse mehr Zutrauen zu mir selbst. Trotz all dieser Beschwerden, die ich durch meine Angststörungen habe/hatte, bin ich – wie ich festgestellt habe – nicht oberflächlicher, grobfühliger geworden. Das macht mich froh, habe ich doch vieles geändert und gelernt, mit manchem Mißstand zu leben.

Veränderungen sind auch schmerzhaft, und selbst wenn Sie diese mit der gebotenen Rücksicht auf andere Menschen vollzogen haben (oder gerade dabei sind), besteht die Gefahr, daß Ihnen Schuldgefühle zugewiesen werden. Verbal oder auf anderem Wege. Und auch Sie selbst sind in der Lage, sich Schuldgefühle aufzubürden, selbst dann, wenn diese völlig unbegründet sind. Wandlung kann Ihnen angst machen. Je starrer die Normen und Regeln sind, die Ihr Leben bisher begleiteten, um so größer wird wahrscheinlich die Angst vor Veränderungen und auch vor Neuem sein.

Ich kenne viele Menschen, die aufgrund der Angst vor Wandlung ein fades oder unglückliches Leben führen. Nein, diese Menschen **führen** ihr Leben ja gar nicht, sie halten es eher aus! Um sich dieser Angst bloß nicht stellen zu müssen, tun sie alles, daß die Dinge beim alten – und »Sicheren« – bleiben.

In allen Bereichen unseres Daseins ist es wichtig, selbst zu erleben. Vielen reicht es aus, so scheint es, »Leben« angelesen, irgendwo gehört oder im Fernsehen gesehen zu haben. Diese Menschen wagen nicht mehr, ihr Leben selbst zu gestalten, in die eigenen Hände zu nehmen, und sie sind gefangen in dem, was immer war.

Setzen Sie sich jedoch nicht gleich wieder unter Druck. Sie müssen mit sich Geduld haben. Veränderungen von Strukturen und Mechanismen der Seele und im Denken werden nicht sofort sichtbar. Änderung erfolgt ohnehin fast nie plötzlich, sondern ist ein Werden, ein Wachstum, für das eine Entwicklung erforderlich ist.

1985

Anfangs habe ich die Sache mit den Angststörungen zu sehr hingenommen, habe mich an sie verloren. Jetzt werde ich aktiv und ändere mich. Ich warte nicht mehr auf den Tag, an dem ich wieder okay bin.

Die Hemmschuhe, die mich hinderten, trug ich, und vermutlich mußte ich mir nur mal die Mühe machen, sie auszuziehen. Das konnte mir kein anderer abnehmen.

. . .

Ich fühle mich wieder echt. Mit allen Fasern meines Denkens und Handelns bin ich herausgefordert. Und wenn ich ehrlich bin, gefällt mir das sogar, genieße ich es.

Diese Herausforderung anzunehmen und zu bestehen, wird neue Aspekte in mein Leben bringen, und es wird mich sehr weit entfernen von der Frau, die ich vor Jahren war und deren Überreste noch immer in mir – mit negativer Wirkung – herumgeistern. Nach so langer Zeit und so vielen Einsichten.

Endlich werde ich einmal wieder losgelassen. In all meiner Vitalität. Das kämpferisch-abenteuerliche Potential, das in mir steckte, gefesselt, ist jetzt endlich frei. Ich kann meine Energien einsetzen und sie nicht mehr – auf der Stelle tretend – verpuffen lassen oder gegen mich richten.

1990

In den letzten Wochen hat sich so viel geändert, wird vieles von mir anders und gelassener erlebt, die Angstattacken bleiben aus und treten nur noch beim Autofahren auf. Damit kann ich aber umgehen. Zwar läuft nicht alles wunderbar, nein, derzeit gibt es allerhand Konflikte und Herausforderungen. Ich kann aber darauf zugehen, sie annehmen.

Auf jeden Fall habe ich weniger Beschwerden, als wenn ich mich vor Konflikten drückte, mich vor Herausforderungen versteckte und unbequeme Gespräche oder Handlungen scheute und vor mir herschob.

Ich sehe Tag für Tag, daß ich auch selbst die Zutaten für ein gutes Befinden in der Hand halte. Ich kann mich hängenlassen, kann schlechter Laune frönen und trüben Gedanken nachhängen, oder ich kann mich selbst bei der Hand nehmen und mich in ein besseres Befinden führen.

Trifft uns ein Schicksalsschlag wie z. B. der Verlust des Lebenspartners, neigen wir dazu, mit diesen dunklen Phasen des Verlustes, des Alleingelassenseins, des Schmerzes zu hadern.

Wir neigen dazu, nur an uns und unser bitteres Schicksal zu denken und unserer Umgebung mit großer Hilfeerwartung gegenüberzutreten. Anstatt die Trauer zuzulassen, haben wir Angst vor diesem unangenehmen Gefühl und lenken uns ab, fliehen vor der Auseinandersetzung mit der neuen Realität. Wir verstricken uns in vage Angstgefühle. Unbewußt scheinen wir zu meinen, diese Angststörungen besser ertragen zu können als die – tatsächlich schmerzhafte – Trauer. Viele geben sich keine Chance, nach und nach in ein neues erfülltes Leben hinüberzugehen.

Fehleinschätzungen durch Information überwinden

Je mehr Informationen wir haben über Sachverhalte, je mehr Einsicht in die Zusammenhänge psychosomatischen Geschehens, um so größer sind unsere Chancen, mit Angststörungen zurechtzukommen und die quälende Erwartungsangst (Angst vor der Angst) zu reduzieren bzw. aufzulösen.

Fehlende Information führt einerseits zu Fehleinschätzungen, die unserer freien Phantasie entspringen. Andererseits verursachen Fehleinschätzungen und Uninformiertsein Unsicherheit vor Unbekanntem und falsche Erwartungsängste.

Auch Fehleinschätzungen Ihrer selbst und Ihrer Lebenssituation bringen erhebliche Ängste und Anspannungen mit sich. Hier sind Sie gefordert, sich über sich selbst zu informieren: Wer bin ich? Woher komme ich? Fühle ich mich wohl? Will ich hier sein? Was will ich? Wo will ich hin?

Angststörungen setzen sich vor allem deshalb so hartnäckig fest, weil wir angstbesetzte Situationen falsch einschätzen. Heute versuche ich bewußt, sie anders zu bewerten. Sehe ich mich einer angstauslösenden Situation gegenüber, denke ich ganz bewußt nicht wie bisher: »Ich kann das nicht«, sondern: »Ich werde lernen, es zu können.« Trauen Sie sich genau das zu, was Sie ängstigt und von dem Sie jetzt noch meinen, es nicht zu können.

Auch mit der Fehleinschätzung »Ich muß durchhalten, ich kann hier nicht einfach raus« setzte ich mich unnötig unter Zwang und Druck. Und es stimmt nicht immer: Sie können und sollten zwar nicht während eines Fluges aus dem Flieger springen, aber ein Kino, ein Kaufhaus, ein Restaurant etc. können Sie jederzeit verlassen.

Ebenso falsch war meine Annahme, jeder würde mir meine Angst ansehen, würde meine Unsicherheit bemerken. Das ist meistens nicht der Fall. Man sieht es Ihnen, wenn man Sie nicht sehr gut kennt, nicht an. Und, im übrigen, andere haben auch mal ein hochrotes Gesicht, sehen blaß aus wie eine frischgekalkte Wand, zittern, stottern oder lassen etwas aus den Händen fallen...

Das Selbstvertrauen stärken

Als ich neulich zu jemandem, den ich schon sehr lange, allerdings sehr oberflächlich kenne, sagte, daß auch ich unsicher sei, war er baff erstaunt.

Erst die Angst wies mich darauf hin, daß ich mir wenig zutraute. Besser gesagt, ich quälte mich mit dem Gedanken, etwas nicht zu können. Das stimmt natürlich in mancherlei Hinsicht (ich kann z.B. nicht singen und auch keinen Autoreifen wechseln), aber ganz sicher nicht in den Bereichen, in denen meine Aktivitäten und Arbeiten liegen. Doch meine leisen Zweifel hockten da, und ich ließ mich von ihnen innerlich oft einschüchtern. Oft tat ich etwas nur aus dem Grunde nicht, weil ich es gewohnt war, mir das nicht zuzutrauen. Dies äußerte sich dann durch Gedanken und Aussagen wie: keine Lust; heute schon so viel getan; ich bin kaputt; das ist noch nicht reif; heute fehlt mir die Konzentration.

Nachdem ich meine Unsicherheit mir selbst gegenüber ein- und zugestehen konnte, fand ich nichts mehr, was mich zögern ließ, diese dunklen Ecken des Selbstmißtrauens zu verlassen, und ich machte mich neu auf den Weg.

Ab und zu meldet sich auch heute noch der Zweifelsteufel und läßt anfragen, ob ich denn allen Ernstes meine, dies oder jenes zu schaffen… Mistkerl! Aber ich muß mit ihm leben und habe gelernt, ihm Paroli zu bieten.

1989

Ich weiß doch, daß ich stark sein kann, aber ich weiß auch, daß mein kleiner Unsicherheitsteufel mich stets vom Gegenteil überzeugen will. Ich muß ihn in seine Schran-ken verweisen und mir selbst wieder glauben, daß ich den Anforderungen der nächsten Zeit gewachsen bin. Ja sogar besser gewachsen bin, als ich je gedacht habe – ohne Zittern und Zagen, ohne Klagen und Katastrophengedanken.

1983

Eiligst entsorgen muß ich den Giftmüll in meinem Kopf. Da liegen zahlreiche Fässer mit so miesen Füllungen wie Unsicherheit, Angst vor Versagen, Angst vor Blamage, die eigene Einschätzung von Unwichtigkeit und Minderwertigkeit, alte Verletzungen und Kränkungen… Das muß nun aber endgültig verschwinden, denn mit zunehmender Leistung und Verantwortung kann ich mir diesen Ballast nicht mehr leisten. Vieles würde weniger belasten, unendlich weniger Kraft kosten, würde ich nicht ständig zur aktuellen Last auch noch diese alte Last mit mir rumschleppen.

Aus Unsicherheiten können Ängste entstehen.

Um Ihren Angststörungen nicht Tür und Tor zu öffnen und ihnen zu erlauben, Ihnen das Leben zur Hölle zu machen oder Tag für Tag Ihr Leben zu vergällen, ist es notwendig, daß Sie mehr Vertrauen in Ihre Fähigkeiten entwickeln, mit all dem, was Ihnen noch geschehen könnte, fertig zu werden.

Je öfter Sie sich Ihren Unsicherheiten und Ängsten stellen,

je mehr Situationen Sie bewältigen können, um so mehr wächst auch Ihr Selbstvertrauen.

Wenn Sie sich die eigene Unfähigkeit, etwas Bestimmtes zu tun, eingestehen, wird die Angst abnehmen. Wenn wir sie nicht akzeptieren und dagegen arbeiten, verstärkt sie sich.

Ich selbst richtete auf meine Schwächen, meine vermeintlich negativen Punkte, auch noch das helle Licht von Punkstrahlern und hielt meine positiven Seiten und Erfolge im dunklen Keller versteckt.

1984

Viele Demütigungen, viele Erniedrigungen habe ich sicherlich selbst an mir vorgenommen. Immer wieder diese verdammte Unsicherheit, dieses permanente Suchen nach Bestätigung. Ich sollte langsam Frieden mit mir schließen.

Gerade im Beruf oder in anderen offiziellen Bereichen zwinge ich mich manchmal zur Stärke, muß dann aber, um das auch zu schaffen, einer erheblichen inneren Anspannung standhalten. Denn es kostet Kraft, so überlegen zu tun, so gelassen zu bleiben, zumal ich das ab und zu gar nicht sein will.

Die ohnehin empfundenen Emotionen während einer Verhandlung, wie Wut, Zorn, Unzufriedenheit, Unsicherheit und das Abwägen, was an dieser Stelle zu dieser Zeit nach außen dringen darf, multiplizieren die Anspannung in mir.

1985

Unsicherheiten begleiten mich, je mehr ich darüber nachdenke, fast überall, sei es im Verlag, im Restaurant, bei Verwandten, bei manchen Bekannten. Das ist erschreckend.

Diese Unsicherheiten sind weder berechtigt noch nötig. Ich sehe immer klarer, daß sie noch Relikte aus einer vergangenen Zeit sind, die ich noch nicht – wie alte Kleider, die mir nicht mehr passen oder gefallen – aussortiert und fortgeworfen habe.

Suchen Sie die Ursachen für Ihre Unsicherheiten aber nicht nur bei sich. Die Ursachen können auch außerhalb liegen. Es ist an Ihnen, sie zu ändern und damit umzugehen.

1990

Das Überdenken meiner Ängste und Unsicherheiten und die daraufhin erfolgten Korrekturen in Haltung und Handlung zeigen guten Erfolg.

Ich habe gelernt, Unsicherheiten dort, wo ich sie gar nicht nötig habe bzw. aus Gewohnheit empfand, nicht mehr aufkommen zu lassen. Vieles tue ich unbefangener.

Auch meinen Ängsten trete ich jetzt bewußt entgegen.

In den letzten Tagen habe ich Situationen bewußt aufgesucht, denen ich mich stets nur unter sehr großer Anspannung oder gar nicht gestellt hätte. Ich fühlte mich ruhig und teilweise sogar gelassen, und ich werde immer sicherer, je mehr ich der Angst standhalte.

Das ist ein positives Ergebnis für mich, das mein gesamtes Dasein durchzieht. Ich spare eine Menge Energie, die ich früher aufgewandt habe, um Unsicherheit und Anspannung zu beherrschen.

Die unterschätzten Schuldgefühle

Schuldgefühle spielen eine große Rolle im Leben eines jeden Menschen. Sie sind uns jedoch nicht immer bewußt. Oft werden sie ins Unbewußte verdrängt und wirken von dort aus weiter.

Angststörungen oder auch ängstliches Denken, es könne etwas Schlimmes, etwas Schreckliches passieren, kann eine Art der Selbstbestrafung aufgrund von Schuldgefühlen darstellen.

Nicht jeder ist gleich empfänglich für Schuldgefühle. Der eine fühlt sich schon schlecht, wenn er eine Notlüge gebraucht hat; der andere wiederum denkt sich nichts dabei, wenn er Millionen Steuergelder hinterzieht.

Schuldgefühle lauern überall – und in vielfältiger Form. Sie werden selbst herausfinden müssen, wie anfällig Sie für Schuldgefühle sind und in welchen Bereichen.

Wir tragen alle Verantwortung und müssen unsere Taten und Verhaltensweisen einer Überprüfung durch unser Gewissen stellen. Lange fühlte ich mich rasch und gründlich an allem möglichen schuld. Hätte ich dies oder jenes nicht verhindern können? Waren es meine offenen Worte, weshalb X jetzt so traurig zu sein scheint? Und so weiter. Oft war mir mein Schuldgefühl so klar gar nicht bewußt.

1983

Mir stellt sich auch die Frage, ob ich mich nicht teilweise freiwillig in die Ängste begebe, flüchte, zum Schutz für Menschen, denen ich nicht weh tun möchte. So schaffe ich eine gewisse Abhängigkeit meinerseits. Schaffe mir einen Zwang, der mich begrenzt und mich zwingt, sie (zum Beispiel meine Eltern) nicht zu ›verlassen‹ und damit nicht zu verletzen.

Und da heute zumindest von seiten meiner Eltern und anderer Erzieher kein Ärger mehr kommt, wenn ich nein sage, so habe ich ihn mir erhalten durch dieses Katastrophendenken. Bestrafe ich mich selbst, indem mir zahlreiche unfallträchtige Szenen auf jedem Kilometer Autobahnfahrt vor dem geistigen Auge ablaufen. Schließlich lebe ich in Worten und Taten sehr gegen meine Erziehung.

1992

Möglicherweise fühle ich mich (unbewußt?) auch schuldig, daß ich ein erfolgreiches und aufregendes Leben führe, während andere, die mir nahestehen, nach und nach in fade, freudlose Routine versinken. Oft, wenn es mir besonders gut geht und alles prima läuft, fühle ich mich gleichzeitig besonders stark schuldig und erwarte jeden Moment eine Hiobsbotschaft.

Ich meide heute Menschen, die eine Maske tragen und die Fassadentechnik perfekt beherrschen, und auch solche, die allgemein negativ und oberflächlich denken. Ich bin höflich, aber ansonsten lasse ich mich auf wenig ein. Es ist müßig, sie ändern zu wollen. Und zermürbend. Irgendwann sah ich das ein und sparte mir meine Kräfte... Doch da lauerte zunächst ein großes Potential an Schuldgefühlen. Heute kann ich diese Schuldgefühle rasch lokalisieren und eliminieren.

1991

Es ist wichtig, mich gegen die Versuche, mir Schuldgefühle einzupflanzen, zu wehren und diese nicht unkritisch zu verinnerlichen! Denn wenn ich weiterhin, wie bisher in meinem Leben, stets irgendeine Schuld auf mich nehmen möchte, egal ob schuldig oder nichtschuldig, wird mir das nicht gut bekommen!

1984

Diese schleppende Lahmheit, diese Müdigkeit, Lust- und Antriebslosigkeit der letzten Tage sind das Resultat aus den Konflikten mit R. und dem Verlag. Selbst wenn von Schuld keine Rede ist, schaffe ich es, mir ein Schuldgefühl einzureden... in meinen Gedanken, in meiner Vorstellung und aufgrund meiner großen Angst, etwas falsch zu machen, zu versagen, abgelehnt zu werden.

Schlucken Sie die Wut nicht hinunter

Häufig steckt hinter Angststörungen, aber auch hinter psychosomatischen Erkrankungen, ein gerüttelt Maß an unterdrücktem Zorn und Wut.

Der Volksmund spricht zum Beispiel von »der Wut im Bauch« oder »es kommt einem die Galle hoch«.

Gestatten Sie sich, Ihren Zorn zu zeigen und Ihre Wut herauszulassen und auszuleben. Denn der Abbau von Wut ist wichtig. Noch wichtiger ist es, zu erkennen, welche Situationen Sie wütend machen, und diese dann zu ändern.

Wütend zu werden, das auch zu zeigen, also bewußt die Wut und die Frustration erleben, macht vor allem deshalb angst, weil es unangenehme oder schmerzhafte Änderungen erfordern kann, wenn wir erkennen, was die Wut in uns auslöst.

Meistens hatte ich kein direktes Ventil für meinen Unwillen, meine Wut und meinen Zorn. Dies trifft vor allem zu bei Menschen, die ich schätze und die ich nicht verlieren möchte.

Bei mir unsympathischen Menschen fällt es mir leicht, meinem Zorn Luft zu machen. Aber gerade hier mußte ich lernen, wie wichtig es ist, ein Gespür dafür zu entwickeln, wann es sich lohnt (etwas ändert), wütend zu werden, oder wann die Wut nur das Zusammenleben vergiftet, weil sie unproduktiv auf verhärteten Boden fällt.

1990

Ich kann jetzt meinen Zorn zulassen, und ich glaube, ich muß auch zornig werden, um mich selbst zu schützen und um mich nicht in etwas zu verrennen, was mich lähmt, blockiert, mir angst macht und mich schwächt.

1989

Wut und Zorn, die ich hinunterschlucke, haben ja bekanntlich keine guten Auswirkungen auf mich. Und es gibt viele Dinge, die mich zornig machten, die ich aber in den letzten Monaten geschluckt habe.

Ich muß lernen, mich noch mehr zu wehren. DIREKT!

Oft kommt die Angst zurück infolge von Konflikten, die ich nicht richtig auslebe. Weil ich mich nicht traue? Weil ich niemanden verletzen möchte?

Es gibt sie immer noch, die von oben bis unten in Verständnis gekleidete Frau. Und es gibt sie immer mehr, die Situationen, in denen ich diesen Verständnisfummel nicht mehr tragen will, es aber dennoch tue.

Und dabei verrate ich mich! Verrat an mir selber aber ertrage ich zunehmend schlechter. Kein Wunder, wenn ich dann Angst bekomme. Ich muß also einige Dinge in meinem Leben konsequenter lösen.

Was passiert mit mir?

Als ich meine Angststörungen zum erstenmal richtig wahrnehmen mußte, hatte ich keine Ahnung, was in einem Körper vorgeht. Ich wußte auch nichts über die Mechanismen, die unser Denken und Handeln beherrschen können. Auch über die Vorgänge in der »Chemiefabrik«, die jeder Körper darstellt, war mir wenig bekannt. Die dort erzeugten Stoffe sind auch dafür verantwortlich, daß sich die Symptome verschlimmern, sich gegenseitig aufschaukeln und in Panik enden.

Das **Kloßgefühl im Hals**, beispielsweise, entsteht durch eine Verkrampfung eines Teils der oberen Speiseröhre.

Bei der **Hyperventilation** atmen Sie zu schnell oder/und zu tief. Ihre Lunge wird überbeatmet. Dies vermindert den Kohlendioxidgehalt im Blut und bringt die Säure-Basen-Balance aus dem Gleichgewicht. Durch die Veränderung der Kohlendioxid-Konzentration nimmt die Gehirndurchblutung ab, so daß Schwindelgefühle auftreten können oder es Ihnen schwarz vor Augen wird.

Die Hyperventilation kann willentlich hervorgerufen werden. In Psychotherapien kann eine Hyperventilationsübung eingebaut werden, um zu verdeutlichen, daß Sie diesen Zustand selbst erzeugen können. Die Hyperventilation erschrickt uns jedoch, wenn sie als Folge von psychisch bedingten Atemstörungen auftritt.

Ich war der falschen Meinung, daß man von Hyperventilation erst dann spricht, wenn man ohnmächtig geworden ist. Aber die Angstforschung geht heute davon aus, daß ca. 60 Prozent aller Agoraphobiker zugleich hyperventilieren, wobei dies den meisten der Betroffenen nicht bewußt ist.

Laut Brockhaus führt eine erhöhte Adrenalinausschüttung (als Verteidigungsreaktion des Organismus in Gefahrensituationen) zur Verengung der peripheren Blutgefäße, Erhöhung des Blutdrucks, Beschleunigung des Herzschlages, Verbesserung der Hirndurchblutung, Erweiterung der Atemwege sowie zu einer Sekretionshemmung und Abschwellung entzündeter Schleimhäute. Wenn Sie um diese Wirkung des Adrenalins, das auch bei subjektiv empfundener Bedrohung ausgeschüttet wird, wissen, können Sie sich die Symptome besser erklären, sie einordnen. Die Empfindungen, die durch das Adrenalin entstehen, werden Sie dann nicht mehr so ängstigen, so daß eventuell erneut Adrenalin erzeugt und ausgeschüttet wird.

Statt dessen wird in der Regel eine schnellere Normalisierung und Beruhigung erreicht. Es ist ein Unterschied, ob ich weiß, daß es eine ganz normale körperliche Reaktion ist, die mein Herz rasen, mich zittern und mir den Schweiß ausbrechen läßt, oder ob ich annehme, es sei ein Hinweis auf eine schwere Krankheit.

Veränderungen der Wahrnehmung und von Körperreaktionen können durch verschiedene Einwirkungen ausgelöst werden: durch körperliche Anstrengung, Einnahme von chemischen Substanzen (Drogen und Medikamente), durch Hitze und emotionale Empfindungen (Freude, Ärger und natürlich Angst).

Die Zeit nach einer Angst- und Panikattacke kann enttäuschend sein. Es kommt häufig vor, daß Sie Schwäche und Schmerzen verspüren. Statt der »aufgehenden Sonne«, der »neuen Freiheit« und »Siegesgefühlen« stellen sich oft Erschöpfungszustände und sogar körperliche Schmerzen ein. Diese Schmerzen DANACH haben mich lange Zeit verunsichert, manchmal sogar erneute Angstzustände ausgelöst. Auch hier gilt, wie immer: Wenn Sie sich Zustände und Zusammenhänge erklären können, ist es wesentlich einfacher, damit umzugehen und/oder diese zu akzeptieren.

Die Schmerzen werden ausgelöst durch muskulöse Verspannungen, die zunächst gar nicht als solche wahrgenommen werden.

Die Erschöpfung nach einer Angstattacke ist auch bedingt durch den hektischen Hochbetrieb, der im Körper stattgefunden hat. Die wichtigsten Organe haben sozusagen auf Hochtouren gearbeitet. Ihr Organismus befand sich in ständiger Alarmbereitschaft und damit in einem hohen vegetativen Erregungszustand. Nachdem Entwarnung gegeben wurde, kehrt Ruhe ein. Ihr Körper ist erschöpft und fordert eine Erholungsphase.

Die Erschöpfung und die Schmerzen nehmen Sie am besten als Folge dieses »Sondereinsatzes« sowie als Einleitung der Entspannungs- und Rehabilitationsphase hin, die nach solcher Anstrengung notwendig und eigentlich begrüßenswert ist.

Mir ist es lange Jahre nicht gelungen, mich so zu verhalten, weil ich nicht wußte, daß diese Reaktion normal ist. Es lief vielmehr so, daß ich diese schwache Phase mit der Tatsache der Angstsymptome (körperlich/psychische Hoch- oder Überreaktion, die ich lange in jedem Fall als erneut ängstigend, bedrohlich empfunden habe) vermischt habe und nun schon wieder Angst aufbaute, sie könne sich wiederholen, weil ich mich so schwach fühle. Stoff für erneute Angst oder Angsterwartungen, der dann durchaus in der

Lage ist, den nächsten Anfall (nunmehr beinahe verselbständigt) auszulösen.

Je nachdem, wie Ihre Angststörungen gelagert sind und sich nach außen manifestieren, fragen Sie Ihren Arzt, wie Ihre Symptome und Beschwerden zustande kommen. Es ist hilfreich zu wissen, was jeweils in und mit Ihrem Körper geschieht.

Keine Verzweiflung bei Rückschlägen!

Rückschläge können Sie auch nach Jahren treffen; die Angststörungen können wieder auftreten.

Es gibt allerdings keinen Grund, in einem solchen Fall mutlos zu sein, denn Sie können dann schon besser mit Ihrer Angst umgehen und auch neuen Angststörungen entgegentreten und diese bewältigen und auflösen.

Lieber Marc,
Nein, so aufgelöst bin ich nicht mehr. Nicht so fertig wie kürzlich am Telefon. Es war aber sowohl in Österreich als auch in der ganzen Zeit danach hier zu Hause so schrecklich, und ich konnte nicht begreifen, warum nach all den Jahren, in denen ich so gut mit meinen Ängsten umgehen konnte, ein Rückschlag wie ein Paukenschlag kam und ich wieder alles falsch gemacht habe.
Ich habe mich ein wenig zurückgezogen, habe nachgedacht, Gespräche geführt, bin mir auf die Spur gekommen und melde mich jetzt zuversichtlicher...
Doch zurück zu meiner Angst. Sie ist ja seit Österreich, dem Land meiner Niederlagen (Berge, Pässe, Tunnel, Schluchten und viel mehr meiner phobisch besetzten Angebote!) sehr massiv wieder da. Vor

allem stets vorhanden: die Angst vor der Angst (es könnten wieder Attacken kommen), ängstliche Gedanken (Was, wenn ich jetzt sterbe? Was, wenn Volker plötzlich tödlich verunglückt?). Gedanken, Gedanken, Gedanken!

Schaue ich zurück, sehe ich es deutlich: Die Angst (vor dem Leben) hat mit all ihren altvertrauten, altgefürchteten und altverhaßten Symptomen schon lange vor der Abreise in die Berge auf der Lauer gelegen, hat geglommen und nur auf eine Gelegenheit (meine Schwäche) gewartet, um wie ein Steppenbrand wieder aufzuflammen und in mir zu rasen.

Nun, es ist ihr gelungen, aber ich gebe nicht auf. Ich werde nicht verbrennen! Angesengt stehe ich zwar da, ringe manchmal verzweifelt um Luft, Kraft und Energie. Aber ich bin wieder bereit zum Kampf. Bereit, die Herausforderung LEBEN, wie sie sich jetzt stellt, anzunehmen.

Und es ist ja auch nicht Ziel der Angst, die aus mir herauskommt, mich zu verbrennen. Ich muß mich ihrer offensichtlich bedienen, um mich zu schützen. Wovor?

Dieser Umzug ist vollzogen. Wir leben jetzt in Rolfshagen. Und ich bin sicher, daß die gehäuften Angstattacken, die mich seit Monaten wieder so stark beutelten, unmittelbar mit dem Hauskauf, dem Umbau, der bevorstehenden Veränderung durch den Umzug, damit dem Verlust der gewohnten Umgebung, in Zusammenhang stehen.

Ich hatte ziemlich viel Schiß vor all den Veränderungen und Entscheidungen, aber da mir das (dummerweise) vor mir selbst peinlich war, konnte ich es mir nicht eingestehen. Also, so sehe ich das, meldete sich die große Angst und nahm, da sie keine Chance hatte, auf direktem Weg in mein

Bewußtsein zu steigen, mal wieder ihre Umwege und Schleichpfade.
Hier in Rolfshagen ist noch alles so ungewohnt, vom Lichtschalter bis zum Treppenaufgang, von den Gerüchen bis zum Fensterausblick. Das Telefon, die täglichen Handgriffe in Bad, Küche und Schlafzimmer und die nächtlichen Geräusche . . .
Erst heute, am Sonntagabend, komme ich zum Schreiben und damit zur Besinnung zurück. Mein Leben ist derzeit extrem turbulent. So vieles hat sich geändert. Gar nicht immer zum Negativen, aber es ist alles noch so neu, so unsicher und bedrohlich für mich.
Ich kann auch nicht berichten, daß ich das große Haus hier in Rolfshagen jetzt im Griff habe. Die letzten Wochen und Monate war es eher umgekehrt. Es hatte mich im Griff. Auch die neue Situation, jetzt hier zu leben, ist mir noch nicht vertraut geworden. Ein bißchen lauert da die Angst: Was, wenn mir plötzlich aufgeht, daß ich hier gar nicht leben will, nicht gut leben kann.
Wieder einmal Vorausdenken der negativen Art! Ich kann eben beinahe nichts einfach auf mich zukommen lassen.
Ich gehe aber derzeit davon aus, daß ich mich hier wohl fühlen kann, und hoffe in den nächsten Monaten sozusagen auf ein erhebliches Kristiane-Wachstum. Nur kommt das ja nicht von allein an die Küchentür (unsere Küche hat zwei Ausgänge ins Freie) und bittet um Einlaß. Nein, ich muß daran arbeiten.
Das jedoch (und das ist derzeit das Dilemma) erfordert wenigstens einen Platz, an dem ich mich sowohl entspannen wie auch konzentrieren kann. Und den habe ich hier noch nicht gefunden.
Ich fühle mich stark desorientiert, habe zwar

verstanden, warum die Angst sich wieder meldete, aber leider der Angst vor der Angst wieder viel Macht eingeräumt.
Ich spüre sehr stark, daß ich durch ein kontrolliertes Denken einen Teil zu meiner erneuten Stabilisierung und Schwächung der Angst vor der Angst beitragen kann. Ich darf ängstliche und quälende Gedanken nicht frei mit den unterschiedlichsten Gefühlen durch die Gegend lottern lassen. Das führt mit Sicherheit zum Chaos.
Nehmen wir die neue Wohnung. Okay, das ist jetzt passiert, und ich wollte ja auch gerne ein so großes Haus. Übrigens wunderschön, diese alte Dorfgaststätte mit einer riesigen Küche, einem Saal, einer alten Kneipe, viel Platz für Volkers Werkstatt sowie für meine Bibliothek und die Fotoarbeiten. Allerdings auch gruselige Keller und riesige spinnwebenverhangene Dachböden.
Aufgrund der erneuten Angstattacken und aus einer gewissen Gewohnheit (denn das geht ja schon über Jahrzehnte so) beobachte ich sehr pingelig meine Reaktionen, wenn ich hier allein bin.
Die Gewohnheit, körperliche Erscheinungen und Befindlichkeiten (Mißempfindungen) so dramatisch einzuordnen, sitzt fest, da ich das ja jahrelang geübt habe.
Ich sollte mich hier nicht wieder so konditionieren! Jetzt habe ich noch die Chance! Also bitte nicht nach dem alten Muster: Wenn du allein im Haus bist, fällst du um, oder es passiert etwas Schreckliches.
So habe ich mir denn vorgenommen, mutiger an die neue Situation heran- und in die ängstigenden Situationen hineinzugehen. Irgendwo habe ich einen Punkt erreicht, wo ich mir bei aufsteigender Anspannung, Angst und Panik sage, daß ich es

eben riskieren muß standzuhalten, auch wenn ich dabei sterben sollte. Meistens geht es mir danach besser, fühle mich aber immer noch angespannt.
Nun, Marc, das war wieder ein Lagebericht – heute aus Rolfshagen. Ich bin zuversichtlich, ich werde es schon packen.

Es grüßt Dich

Deine mutige
Christiane

Schädlichen Umgang – nach Möglichkeit meiden

Ich möchte Ihnen nun im folgenden Abschnitt ein paar Ratschläge an die Hand geben, die für mich in der vergangenen Zeit im Umgang mit meiner Angst hilfreich waren:

Nicht immer können Sie sich aussuchen, mit welchen Menschen Sie zusammenleben, zusammenarbeiten und in Kontakt sind. Vermeiden Sie aber nach Möglichkeit den Umgang mit Menschen, die für Sie negativ sind. Nehmen Sie nicht einfach alles hin. Sie haben die Möglichkeit, sich oberflächlichen, kleingeistigen und überwiegend nur an sich selbst interessierten Menschen zu entziehen.

1993

Eine neue Kreation meiner Angst muß ich einordnen lernen und damit vor allem von Anfang an so umgehen, daß sie nicht wieder ausufern kann: DAS ZITTERN – es ist so wichtig, dieses Flattern, das mich manchmal in Gesellschaft ergreift, wieder loszuwerden. Es ist so sichtbar, und ich mache mir Gedanken, da es so fehlinterpretiert werden kann. Die Leute könnten denken, daß es vom Alkohol kommt, was natürlich nicht der Fall ist. Besonders peinlich ist mir das beim Unterschreiben einer Überweisung auf der Bank oder des Kreditkartenbeleges beim Einkaufen.

1987

Ein Rückzug aus der Gesellschaft, die ich für negativ und/oder gar destruktiv halte, ist allemal gut. Ich muß mir aber Zeit lassen, die einzelnen Menschen genau zu durchleuchten, da ich nicht ungerecht werden will.

Viele neigen aufgrund der eigenen Hilflosigkeit, mit der sie ihren Angststörungen gegenüberstehen, dazu zu bagatellisieren und erteilen entsprechende Pauschalratschläge. Solch unkritisch gegebene »Hilfe« innerhalb der Familie oder des Freundeskreises kann negativ sein.

Unkritisch bedeutet aber auch, wenn Ihr persönliches Umfeld, Ihr Partner, Ihre Familie sich an Ihre Angststörungen und die Behinderungen, die diesen folgen, gewöhnt haben und sie als gegeben hinnehmen. Ihre eigene Arbeit an der Auflösung der Angststörungen wird in diesem Fall oft behindert, was nicht in Ihrem Interesse sein kann. Meiden Sie daher die Besser- und Alleswisser, die Plappermäuler, die Anbiederer und auch die sogenannten Abgeklärten, die nur nach außen hin so souverän wirken, in Wirklichkeit jedoch selbst große Schwierigkeiten haben.

Partnerschaft

Hier möchte ich ein Thema, dem ich gut und gerne ein ganzes Buch widmen möchte, nur kurz anreißen.

Es ist ein offenes Geheimnis, daß viele Ehen heute schon nach wenigen Jahren nicht aus Liebe weitergeführt werden und nur bedingt funktionieren. Trotzdem bestehen sie weiter.

Die meisten Paare fühlen sich in einer solchen Verbindung nicht einmal besonders unglücklich. Sie leben in einem oft eintönigen und faden Einerlei mehr oder weniger miteinander oder nebeneinander her. Sie sind sogar mehr oder weniger zufrieden.

»Und warum versuchst du,
ja oftmals so verzweifelt,
es allen
recht zu machen?

Weil auch du
geliebt werden willst?

Wann begreifst du endlich,
daß du Liebe nie verdienen,
nie erarbeiten,
nie erzwingen kannst?

Alles, was immer du auch tust,
wie gehorsam auch immer,
wie perfekt auch immer,
wie erfolgreich auch immer,
bringt dir höchstens
eine gute Note im Betragen!

Und das ist doch wohl
die bitterste,
die traurigste,
die schmerzlichste Antwort
auf deine Frage
nach
Liebe.

CLAUDIO KÜRTEN

Sie werden nicht umhinkommen, Antworten zu suchen auf Fragen, die Sie sich stellen sollten:

- ○ Sprechen Sie mit Ihrem Partner? Nicht nur über Arbeit, Nachbarn, steigende Preise, Fernsehprogramme, Reisen, Geld?
- ○ Hört Ihr Partner Ihnen wirklich zu?
- ○ Hat er/sie Interesse an Ihnen, an Ihrer Arbeit, Ihren Hobbys, Ihren Gefühlen und Empfindungen?
- ○ Können Sie mit Ihrem Partner über **alles** reden?
- ○ Ist Ihr Partner eifersüchtig, auf Ihre beruflichen und gesellschaftlichen Erfolge?
- ○ Ermuntert Sie Ihr Partner zu neuen Unternehmungen, oder blockt er ab?
- ○ Gewährt Ihnen Ihr Partner die Freiheit für eigene, selbständige Unternehmungen und Freunde?

Haben Sie den Mut, Ihre Partnerschaft zu beleuchten!

Wenn Sie feststellen, daß Sie sich in Ihrer Partnerschaft unwohl, unterdrückt, eingeengt fühlen, sprechen Sie ganz offen mit Ihrem Partner. Oder versuchen Sie ein gemeinsames Gespräch mit Ihrem Arzt, einem Psychologen oder Eheberater.

Die letzte Lösung ist die Trennung. Sicher oft schmerzhaft und unbequem, aber manchmal unumgänglich.

Es wäre ein Mißverständnis zu meinen, daß ich leichtfertig zu einer Trennung ermuntern wollte. Eine Trennung bleibt immer ein entscheidender Lebenseinschnitt, im Positiven wie im Negativen.

Ich vertrete aber auch nicht die Auffassung, lieber in einer gescheiterten Partnerschaft zu verharren, um schmerzhafte Konflikte zu verhindern. Denn hinter der Entscheidung, eine solche Unliebe zu leben, steckt die Angst und Unsicherheit, aus dem Käfig, den man sich geschaffen und so schön es eben ging ausgestaltet hat, auszubrechen. Die Folgen eines solchen Entschlusses sind schwer abschätzbar.

So finden sich viele gewissermaßen mit Dauerschmerz und Dauerfrustration ab: Ein ordentlicher, sauberer und bequemer Käfig und sich täglich, wöchentlich, monatlich und jährlich wiederholende Rituale. Eine Verdammung zum Schweigen. Schweigen, wenn Themen auf den Lippen brennen, die aber nicht ausgesprochen werden dürfen, um diese notgezimmerte und oberflächliche Idylle nicht zu zerstören.

Viele bemühen sich in dieser Abhängigkeit, ob wirtschaftlich oder emotional, sich irgendwie so einzurichten, einen Platz zu finden, einen Ausgangspunkt, von dem aus sie ihre Selbstachtung behalten können. Doch diese geht häufig zu Bruch, die psychisch bedingten Beschwerden sprechen in dieser Hinsicht Bände.

Werden Sie aber nicht ungerecht, und lasten Sie nicht alles allein Ihrem Partner an, denn auch Sie haben ja mindestens genauso viel Anteil daran gehabt, wie die Partnerschaft, das Miteinander gestaltet wurde. Im Guten wie im Schlechten.

Abschließen möchte ich dieses Thema mit einem weiteren Text aus dem Buch »Jetzt, wann denn sonst« von Claudio Kürten:

Du wolltest doch
deiner Frau ein
Haus aus Liebe bauen
und was bringst du?
Steine,
du Knallkopf!

Du wolltest doch
deinem Mann
ein Heim aus Liebe bauen
und was tust du?
Saubermachen,
du vertrocknende Kuh!

Du wolltest doch
deinen Kindern
ein Gefährte sein
und was bist du?

Ein abgearbeitetes,
frustriertes Sparschwein!

1995

Was Volker betrifft, so kann ich sagen, daß unsere Beziehung auf zeitweilige räumliche Distanz sich doch in all den Jahren bewährt hat und daß ich das Gefühl habe, daß eine solche Partnerschaft gut für mich ist. Und ich bin mir sicher, daß es vielen Menschen besser ginge, wenn sie dahingehend umdenken könnten.

...

In gewisser Weise fehlt manchmal, wenn du sie unmittelbar brauchst, die Geborgenheit in der Beziehung. Aber Geborgenheit, die IMMER unmittelbar da ist, läßt den einzelnen nicht wachsen. Hätte ich mich in meinem Leben – seit ich Volker kenne – und das sind nunmehr zwanzig Jahre – nur auf ihn fixiert, d.h. garantiert bei ihm immer Geborgenheit gefunden, weil er immer da war, greifbar war, dann wäre ich heute längst nicht so selbständig, wäre nicht die Persönlichkeit geworden, die ich bin. Denn jeder Alleingang durch schwere oder schwierige Situationen macht den Menschen stark. Und ist es nicht auch so, daß der andere, dem ich bei jeder Gelegenheit schwach in die Arme falle, irgendwann ganz einfach die Achtung vor mir verlieren muß?

Zur LIEBE gehört einfach Achtung. Achtung des anderen besteht zwischen Volker und mir. Und die Geborgenheit, die zeitlich unabhängig ist, finden wir beieinander allemal.

Ich muß auch sagen, daß sich unsere Beziehung immer wieder neu aufbaut. Sie ist nicht beengend, und – was wohl verdammt wichtig war – es sind eine ganze Menge Schuldgefühle beseitigt worden. Auch hat Volker sich bemüht, sich in seiner Unpünktlichkeit und Unzuverlässigkeit zu ändern, was ihm auch gut gelungen ist. Die noch vorhandenen Ausrutscher sind verzeihlich.

Gespräche über die Angst

Ich habe viele Menschen kennengelernt, die von Angst gepeinigt waren und denen es schwerfiel, über die Empfindungen, die Angst und deren Symptome zu sprechen. Einigen erschien dies sogar unmöglich. Auch hier wieder spielen die Scham und die Befürchtung, ausgelacht zu werden, eine große Rolle.

Wer kennt unter den Betroffenen nicht Aussagen wie: »Stell dich nicht so an!« oder: »Es ist doch gar nichts!« Ich muß mich hier wiederholen: Für den Partner, Reisebegleiter oder Arbeitskollegen ist auch gar nichts Besonderes los, aber in uns tobt der Kampf.

Sie müssen den Mut und das Selbstvertrauen finden, über Ihre Ängste, Ihre Empfindungen zu sprechen, sie zu beschreiben. Das ist ungeheuer wichtig, um sich anderen verständlich zu machen. Vor allem jedoch besteht ein entscheidender Schritt darin, daß Sie zu Ihrem Befinden, zu Ihren Beschwerden stehen, daß Sie sagen: »Ja, ich habe Angst! Ich habe Angst- und Panikattacken!«

Wenn Sie meinen, Sie müßten Ihre Ängste verstecken, entsteht gewissermaßen eine Zusatzangst, andere könnten bemerken, daß Sie Angstzustände haben. Das sollte unbedingt vermieden werden, da es Sie zusätzlich unter Anspannung setzt. Es ist so wichtig zu erklären, notfalls immer wieder, was Sie fühlen, was in Ihnen abläuft. Für andere, die diese Empfindungen nie erlebten, ist es schwer, vermutlich gar unmöglich, sie nachzufühlen.

Es ist ratsam, sich über die verschiedenen Formen der Angst zunächst selbst Klarheit zu verschaffen. Vielleicht ist die nachfolgende Themen-Liste hilfreich für Sie:

- ○ Gibt es Zweifel in Ihrem Leben? Kehren diese geradezu chronisch immer wieder?
- ○ Wie stark sind Ihre anderen Gefühle, wie Trauer, Wut, Liebe?
- ○ Befriedigt Sie Ihr Berufsleben?
- ○ Befriedigt Sie Ihr Sexualleben?
- ○ Sind Sie kreativ? Schreiben, malen, töpfern, musizieren Sie?
- ○ Haben Sie Gesprächspartner, mit denen Sie wirklich offen reden können?
- ○ Welchen Einfluß haben Ihre Beschwerden auf Ihre beruflichen und privaten Bereiche?
- ○ Gestalten Sie Ihre Freizeit sinnvoll?
- ○ Fühlen Sie sich gestreßt?
- ○ Wie erleben Sie eine Angst- und Panikattacke, eine Phobie, Nervosität?
- ○ Treten die Symptome aus heiterem Himmel auf?
- ○ Wann sind die Symptome aufgetreten? In welchen Situationen? Unter welchen Bedingungen?
- ○ Gibt es Einflüsse, die die Beschwerden steigern oder verstärken?
- ○ Würden Sie in Ihrem Leben gerne etwas ändern?

Wir sollten immer versuchen, uns den anderen mitzuteilen. Wir haben keinen Grund, uns zu schämen, weil wir Ängste haben, denn sie sind unter anderem auch ein Zeichen unserer Lebendigkeit und unseres Seins.

Und wir müssen uns nicht schämen, wenn es uns nicht sofort gelingt, damit richtig umzugehen.

Es erleichtert ungemein, nicht mehr zu glauben, das, was mit einem los ist, verschweigen und damit verstecken zu müssen.

Selbstverständlich nimmt das Gespräch nicht die Bedrängnis, die Last und Qual von uns, aber es hilft!

Ein Beispiel: Mein Kaufmann, ein normalerweise fröhlicher, wenn auch ein wenig hektisch wirkender knapp Fünfzigjähriger, brachte mir eines Tages die von mir bestellten Lebensmittel ins Haus. Er wirkte total aufgelöst. Was war passiert?

Er erzählte, daß er die letzte Nacht für seine letzte gehalten hätte. Sein Herz raste, die Brust schmerzte. Er zitterte wie Espenlaub und war, schweißüberströmt, in Panik ausgebrochen. »Jetzt bist du dran! Herzinfarkt!« war zunächst sein Gedanke. Da er aber seit Jahren immer wieder solche Attacken hatte, gelang es ihm schließlich, sich halbwegs zu beruhigen, und er ging erst am nächsten Morgen zum Arzt.

Es tat ihm sichtlich gut, davon erzählen zu können und nichts verstecken zu müssen; auch mitteilen zu können, daß sein EKG ohne Befund war.

Als er in sein Auto stieg und davonfuhr, fühlte ich eine Verbundenheit mit ihm, wußte aber auch, daß er (wie ich, wie jeder) allein mit den Symptomen klarkommen mußte.

Für den Lebensgefährten, der durch unsere Angst- und Panikattacken am meisten in Mitleidenschaft gezogen wird, sind die Dinge etwas anders. Hier bedarf es ehrlicher und vertrauter Gespräche.

Das kann unbequem, langwierig, zäh und auch voller Konflikte sein. Und es bedarf viel Vertrauens. Daran müssen beide arbeiten. Gespräche und Begegnungen, die nicht von Vertrauen geprägt sind, schaffen nur ein Milieu für Unsicherheiten, Halbwahrheiten, Lebenslügen.

Heute ist wieder einer der Abende, wo ich das Bedürfnis habe, mich auch mal anzulehnen. Aber ausgerechnet heute ist niemand da, keiner hat Zeit. Das macht mich traurig, da ich umgekehrt meist für andere, mir nahestehende Personen da bin, es vor allem auch spüre, wenn es ihnen nicht so gut geht.

Vielleicht sind die anderen überfordert, wenn ich von ihnen erhoffe oder erwarte, besondere Zuwendung und Hilfe zu bekommen.

Muß ich mich klarer äußern? Über meine Ängste, über meine Bedürfnisse sprechen? Vermutlich ja, denn sie stehen mir nicht auf der Stirn geschrieben.

Die trügerischen Schnellentspanner

Wir können annehmen, daß Mittel, die den seelischen Zustand beeinflussen, so alt sind wie die Menschheitsgeschichte.

Psychopharmaka (griechisch psyche = Seele und griechisch phármakon = Heilmittel/Gift) ist ein Oberbegriff für verschiedene Gruppen von Medikamenten, die über die Gehirnfunktionen Veränderungen seelischer Funktionen wie Erleben, Fühlen, Empfinden, Denken und Verhalten bewirken sollen.

Wir unterscheiden:

Schlafmittel (Hypnotika) und Beruhigungsmittel (Sedativa), die zur Behandlung von Schlafstörungen und zur Dämpfung von Angst und Anspannungen eingesetzt werden.

Antidepressiva vermindern Ängste, steigern den Antrieb und hellen insgesamt die Stimmung auf.

Neuroleptika werden bei Psychosen und bei starken Erregungszuständen eingesetzt. Sie haben eine insgesamt dämpfende Wirkung.

Tranquilizer oder Anxiolytika wirken bei Spannungszuständen, Angst, Unruhe auf den gesamten Organismus.

Generell schirmen diese Präparate gegen Stressoren ab. Die Gruppe der Tranquilizer und deren Wirkung möchte ich an dieser Stelle etwas näher erläutern.

Es wäre sicher falsch, Tranquilizer generell abzulehnen. Ein kurzfristiger Einsatz dieses Medikaments kann sinnvoll sein, um einem Menschen mit sehr hohem Anspannungslevel und großer Erschöpfung zunächst einmal die Möglichkeit zu geben, sich zu erholen. Hier können die Tranquilizer eingesetzt werden, da sie von – vor allem äußeren – Stressoren abschirmen. So kann eine Basis geschaffen werden, von der aus die Heilung und Auseinandersetzung mit der grundlegenden Problematik einsetzen kann.

Aufgrund des hohen Suchtpotentials darf eine Behandlung mit Tranquilizern nur in Absprache mit einem Arzt durchgeführt werden. Ausgesprochen wichtig ist auch die genaue Einhaltung der vorgeschriebenen Dosierung.

Eine Selbstmedikation in diesem Bereich kann innerhalb kürzester Zeit in die Abhängigkeit führen. Schon bei einer Einnahme über vier Wochen kann dies der Fall sein.

Neben der Suchtgefahr baut sich rasch die Angst auf, ohne Pillen nicht klarzukommen oder angstbesetzte Situationen nicht mehr aufsuchen bzw. ihnen standhalten zu können.

Durch die Wirkung des Medikaments werden Sie von äußeren Stressoren stark abgeschirmt. Müssen oder wollen Sie wieder ohne Tranquilizer leben, kann es sein, daß Sie Anspannungen, Ängste und Symptome mit noch größerer Wucht bedrängen als je zuvor. Eine solche Erfahrung schürt die Angst davor, die Tabletteneinnahme einzustellen und wieder »ohne« zu leben. Viele greifen schnell wieder zu dem Mittel, und die Angst wächst weiter.

Hartnäckig hält sich der Irrglaube, Tranquilizer und andere Beruhigungsmittel würden die Angststörungen und andere psychisch bedingte Beschwerden heilen. Das ist natürlich nicht der Fall.

Zur Dauerbehandlung bei Angststörungen sind Medikamente also völlig ungeeignet.

Ich habe keine Erfahrungen mit Tranquilizern, die ich zwar verschrieben bekam, aber nie eingenommen habe.

Ich habe jedoch Erfahrungen mit der Droge Alkohol. Alkohol habe ich in Gesellschaft mit Genuß getrunken und auch eindeutig und ganz gezielt benutzt, um meine Ängste und Spannungen abzubauen.

Ob und inwieweit Alkohol angst- und spannungslösend wirkt, kann nur vermutet werden. Einigkeit bzw. eindeutige Ergebnisse gibt es in der Suchtforschung noch nicht.

Deutlich erkennbar jedoch ist, daß eine Verbindung von Alkohol und Angst eine Rolle spielt.

Viele Menschen mit Angststörungen haben Erfahrung mit dem Einsatz von Alkohol und dessen Mißbrauch.

Nach dem DSM III-R (»Diagnostisches und Statistisches Manual für Psychische Störungen« der American Psychiatric Association) tritt Alkoholmißbrauch besonders häufig bei Frauen mit Agoraphobie und bei Männern mit sozialen Ängsten auf.

Subjektiv wird die Wirkung von Alkohol oft als entspannend empfunden. Diese Entspannung wird jedoch nicht immer durch den Alkohol selbst hervorgerufen. Gerade bei kleinen Mengen, so meine ich, setzt die Entspannung vorwiegend allein durch das Gefühl, etwas eingenommen zu haben, das **erfahrungsgemäß** entspannend wirkt, ein. Ich hatte z. B. im Laufe der Zeit beobachtet, daß meine Symptome in ihrer Heftigkeit abnahmen, sobald ich etwas Alkohol getrunken hatte.

Ich bin zwar noch nie mit 0,4 Promille zu einer Sitzung angetreten und brauche auch nicht ein Wasserglas Wodka oder Gin, bevor ich aktionsfähig bin. Trotzdem entwickelte ich wegen des regelmäßigen abendlichen Alkoholkonsums zunehmend ein schlechtes Gewissen und hatte Angst vor Abhängigkeit und Alkoholismus.

Ich baute auch eine Angst auf, gewisse Dinge nicht mehr erledigen zu können, ohne vorher ein Glas Sekt getrunken zu haben. Und natürlich stieg die Anspannung allein aufgrund der Angst vor der Angst, wenn ich mich dann trotzdem in die entsprechenden Situationen begab.

In den Jahren, da ich beim Autofahren, vor allem auf der Autobahn, intensive Ängste hatte, habe ich ebenfalls Alkohol zur Beruhigung eingesetzt. Als Beifahrerin natürlich nur, denn zu diesem Zeitpunkt fuhr ich selbst gar nicht mehr.

Schließlich habe ich ganz bewußt darauf verzichtet, Alkohol zu trinken.

Bier, Wein, Schnaps werden hierzulande in Massen konsumiert. Im Volksmund heißt es: »Wer Sorgen hat, hat auch Likör.« Im Übermaß getrunken, das ist sicher, wird er Ihnen zu den vorhandenen eher noch mehr Sorgen einbringen.

Sie müssen kein Abstinenzler werden! Aber in Ihrem eigenen Interesse sollten Sie sich bewußt mit dem eigenen Alkoholkonsum auseinandersetzen. Seien Sie sich über die Suchtgefahr im klaren; auch dann, wenn Sie keine Unmengen an Alkoholika zu sich nehmen.

Vor allem aber potenzieren Sie die Betäubung nicht, indem Sie Alkohol gemischt mit Pharmazeutika mißbrauchen.

Seien Sie vorsichtig mit freiverkäuflichen Arzneimitteln, die Stoffe enthalten, die gemäß Beipackzettel nur in Alkohol löslich und haltbar sind. Diese Arzneimittel werden angeboten zur Stärkung der Nerven, zur Beruhigung, zur Verbesserung der Schlafqualität etc. Sie enthalten neben Kräuterauszügen eine hohe Dosis hochkonzentriertes Äthanol, die chemische Bezeichnung für Alkohol.

Für alle anderen Drogen gilt im Prinzip dasselbe: Betäubung, Abschirmung, Vorgaukelung einer anderen Realität sind ungeeignete Abwehrmechanismen oder Strategien gegen die Angst.

Die Symptome werden nur scheinbar beseitigt, der Grundkonflikt wird oberflächlich zugedeckt. Der Druck in Ihnen bleibt. Probleme werden nicht gelöst. Sie können sich vermehren durch die körperlichen und seelischen Schädigungen, die Ihnen der Drogenmißbrauch zusätzlich bescheren kann.

Wo finden Sie Rat und Hilfe

Beim Arzt

Die Wartezimmer der Allgemeinmediziner sind voll mit Menschen, die unter körperlichen Beschwerden unklarer Herkunft leiden und Hilfe suchen: Magenbeschwerden, Angststörungen, Schwindelgefühle, häufige Infektionen der oberen Atemwege, Herzschmerzen, Hautprobleme, Bluthochdruck, Kopfschmerzen, Verdauungsprobleme, Schlafstörungen, Muskel- und Gelenkschmerzen. Die Liste ist lang.

Ein großer Teil der medizinischen Beratung und Betreuung, der mit geschätzten 60 bis 70 Prozent angegeben werden darf, wird in der Praxis von allgemein praktizierenden Ärzten bewältigt. Da es im Bereich der Angststörungen und bei anderen seelisch bedingten Beschwerden kein allgemeines Krankheitsbild gibt und es mit Untersuchungen, Überweisungen und Rezepteschreiben nicht getan ist, entsteht ein echtes Zeitproblem. Oft fehlt die Zeit für das so wichtige Gespräch zwischen Arzt und Patient.

Ein anderer wesentlicher Punkt, der häufig eine sofortige wirksame Hilfe verhindert, ist der, daß viele Patienten dazu neigen, eine organische Krankheit eher zu akzeptieren als die Diagnose, ihre Beschwerden seien psychisch bedingt bzw. psychosomatischer Art. Darauf reagieren viele zunächst mit heftiger Abwehr.

> *»So wie ich mein Leib* bin, *den ich als Körper habe, so* bin *ich mein Leiden, das ich als Krankheit* habe. *Mit dem Kranken über seine Krankheit reden bedeutet somit, mit ihm auf gewisse Weise über ihn selbst zu reden, nämlich über sein gestörtes Verhältnis zur Welt, zu den anderen und zu sich selbst. Die Art, wie dies geschieht, hat einen unmittelbar fördernden oder hemmenden, beruhigenden oder verstörenden Einfluß auf das Befinden des Kranken. Insofern ist das begleitende Gespräch Teil der Behandlung und keine bloße erläuternde Zutat wie die Anweisung bei der Reparatur eines Gerätes.«*
>
> Bernhard Waldenfels

Immer ratsam und auch von ärztlicher Seite erwünscht ist eine Überprüfung einer ersten Diagnose bei einem zweiten Arzt oder spezialisierten Mediziner, einem Psychiater oder in einer psychotherapeutischen Einrichtung. Viele Menschen mit Angst- und anderen seelisch bedingten Störungen irren von Praxis zu Praxis, suchen nach Hilfe und Beistand, stehen zahlreiche Behandlungen durch und finden schlußendlich doch keine wirksame Hilfe.

Der Allgemeinmediziner ist in der Regel ausgebildet, erkrankte Organe zu behandeln, nicht aber verletzte Seelen. Während die Medizin durch Tabletten, chirurgische Eingriffe und physiotherapeutische Maßnahmen immer schnellere Erfolge verbuchen kann, erfordert die Behandlung psychisch Kranker einen wesentlich größeren Zeitaufwand und kann darüber hinaus auch große Unsicherheit bei Arzt und Patient verursachen.

Es kommt nicht selten vor, daß Menschen, die wegen unspezifischer Beschwerden ihren Arzt aufgesucht haben, die Arztpraxis unbefriedigt verlassen. Mit der Diagnose »psychisch bedingt« können viele zunächst einmal gar nichts oder nur wenig anfangen. Manche beginnen, an der Fähigkeit des Arztes zu zweifeln.

Sie wollen einfach nicht glauben, daß sie nicht mehr einwandfrei funktionieren. Zumindest jetzt nicht oder nicht mehr so, wie sie es bisher getan haben. Sie verdrängen das Problem und/oder nehmen Medikamente, die sie gar nicht brauchen, oder sie starten durch zu einer Flucht in die Sucht: Psychopharmaka, Alkohol, andere Drogen.

Hinzu kommt, daß es anfangs schwerfällt zu glauben, Beschwerden, die echte körperliche Schmerzen bereiten, seien allein psychisch bedingt. Viele Patienten weigern sich nicht selten über Jahre, den psychischen Aspekt ihrer Beschwerden bzw. Erkrankung zu erkennen.

Leider sind die Begriffe »psychisch bedingt« und »psychosomatisch« für viele – oft aus Unwissenheit – mit Schwäche, Scham und Versagen belegt. Das stimmt aber nicht! Von einer solchen Sicht der Dinge müssen wir uns freimachen.

Wichtig ist es, daß Sie einen Arzt Ihres Vertrauens finden.

Wie fruchtbar die Kommunikation zwischen Ihnen und Ihrem Arzt ist, liegt zum großen Teil an Ihnen selbst. Seien Sie offen und ehrlich; je mehr Sie ihm über Ihre Lebensumstände und -gewohnheiten berichten, um so größer ist die Chance, geeignete Maßnahmen zur Linderung oder Heilung Ihrer Beschwerden zu finden. Auch wenn Ihnen Ihre Ängste und Angststörungen oder nur Ihre Gedanken lächerlich oder absurd vorkommen, sprechen Sie trotzdem mit Ihrem Arzt darüber! Schamgefühle sind hier fehl am Platz.

Viele Menschen mit Angststörungen erhalten im Verlauf ihrer Arztodyssee drei oder mehr Diagnosen zusätzlich. Als ich von meinem damaligen Hausarzt erfuhr, daß ich unter vegetativer Dystonie litt, beschloß ich eine Therapie (aufgrund der Ängste beim Autofahren und vor Herzanfall oder Unfällen und Alleinsein) zu machen. In der Klinik war dann allerdings von vegetativer Dystonie keine Rede mehr. Da hatte ich dann Angstzustände, war ein Angstpatient. Später wurden meine Befindlichkeiten anderswo noch als Da-Costa-Syndrom bezeichnet. Auch als klaustrophobisch und agoraphobisch wurde ich eingestuft. Später, bei einem anderen Arzt, waren es psychovegetative Störungen.

Das brachte mich alles sehr durcheinander, und es dauerte lange, bis ich begriff, daß das mit der Begrifflichkeit gar nicht so einfach ist. So kommt man, wenn man verschiedene Spezialisten aufgesucht hat, sich mit Fachliteratur zum Thema beschäftigt, sehr rasch durcheinander.

Gegenwärtig gibt es eine uneinheitliche Diagnostik.

Jede Krankheit ist heilbar,
aber nicht jeder Kranke.

EMILE COUÉ

Psychotherapien

Seelische Störungen und psychosomatische Erkrankungen haben zugenommen. Dementsprechend angewachsen ist das Psychotherapieangebot; es gibt derzeit etwa 350 verschiedene Therapien. Der Markt ist nahezu unüberschaubar geworden.

Die drei wichtigen und bekanntesten Methoden sind die Psychoanalyse, die Gesprächstherapie und die Verhaltenstherapie, die als Einzel- und Gruppentherapien durchgeführt werden.

Es würde den Rahmen dieses Buches sprengen, wenn ich im einzelnen auf die verschiedenen Methoden der Psychotherapie eingehen würde. Zudem habe ich hier zu wenig eigene Erfahrungen, um wirklich kompetent raten zu können. Erlauben Sie mir daher an dieser Stelle auf das Literaturverzeichnis am Ende des Buches zu verweisen, in dem Sie Hinweise auf gute und informative Bücher über Psychotherapien finden können.

Geraten Sie nicht zwischen die Kreuzfeuer der scheinbar harmonischen psychotherapeutischen Welt. So einig, wie es oft scheint, ist man sich unter den Psychologen und Therapeuten keineswegs. Es gibt heftige Auseinandersetzungen zwischen den verschiedenen Ansätzen und Schulen, deren therapeutische Praxis stark voneinander abweicht, ja sich manchmal sogar diametral gegenübersteht, auch wenn es dem uninformierten Laien oft so erscheint, als stünde hinter den unterschiedlichen Ansätzen letztlich doch eine einheitliche Grundauffassung.

Sprechen Sie mit einem Arzt, ob er Sie für therapiebedürftig hält und, falls ja, welche Art der Psychotherapie er in Ihrem Fall als geeignet ansieht. Er kann Ihnen helfen, sich in dem Supermarkt der Therapien zurechtzufinden. Weitere Informationsquellen können auch Freunde oder Bekannte sein, die schon Therapieerfahrungen haben.

Wenn Sie sich wahllos und uninformiert einer Therapie unterziehen oder gar eine nach der anderen absolvieren, laufen Sie Gefahr, daß Sie eher Schaden nehmen. Und das nicht nur finanziell!

Ich bin Menschen begegnet, die bis zu zehn Therapien der unterschiedlichsten Art versucht haben. Sie waren verwirrter und hoffnungsloser als zuvor. Die meisten landeten wieder bei Valium, Frisium & Co. Außer sinnlosen schmerzvollen Erfahrungen, die sie gemacht hatten, haben sie viel Zeit und Geld investiert und beides verloren.

Und es gibt auch im Bereich der Psychotherapien die dunkle Ecke, wo Scharlatane ihre fragwürdigen Behandlungen anbieten. Seien Sie daher gewarnt vor solchen Psychohaien und Paradiesvögeln. Leider sind diese nicht immer leicht zu erkennen. Viele Theorien und Konzepte klingen schlüssig und werden verpackt präsentiert. Deshalb gehen Sie nicht leichtgläubig und blauäugig an die Auswahl einer Therapie heran. Informieren Sie sich gründlich.

Die gesetzlichen Krankenkassen übernehmen in der Regel die Kosten für Ihre Psychotherapie, wenn ihre Notwendigkeit von einem qualifizierten Arzt oder Therapeuten bestätigt wird. Aber Achtung! Die Krankenkasse zahlt nur die Behandlungskosten, wenn die Therapieart als solche anerkannt und der ausgewählte Therapeut oder die Klinik, in der die Therapie durchgeführt werden soll, vertraglich mit der Kasse verbunden ist. In der Regel handelt es sich hier um Verhaltenstherapien, Psychoanalyse und tiefenpsychologische Therapien.

Manche Kassen übernehmen auch nur einen Teil der Kosten oder haben Grenzwerte für die maximale Dauer der Behandlung.

Ich mußte feststellen, daß ich in einer privaten Krankenversicherung nicht voll versicherbar bin. Jede Versicherungsgesellschaft, bei der ich einen Antrag stellte, wollte mich zwar gern versichern. Man bot mir jedoch nur Verträge an, die die Übernahme der Kosten, die im Zusammenhang mit meinen Angststörungen entstehen könnten, ausschlossen. Die Alternative wäre eine Zusatzversicherung für Therapiekosten gewesen, was für mich eine erheblich höhere monatliche Beitragszahlung bedeutet hätte.

Eine weitverbreitete Fehlannahme ist, daß man aus einer Psychotherapie, sei sie nun ambulant oder stationär, garantiert geheilt entlassen wird. Psychotherapeutische Einrichtungen sind ebensowenig wie die Arztpraxen Reparaturbetriebe.

Viele Menschen fühlen sich schon während und unmittelbar nach einer Psychotherapie wesentlich besser als vorher. Angststörungen können in dieser Zeit völlig verschwinden, so daß die Betroffenen und deren Familien geradezu euphorisch sind. Um so niedergeschlagener sind sie dann, wenn die Angststörungen plötzlich wieder auftreten. Hierbei muß es sich nicht um die gleiche Symptomatik handeln. Eine neue Angststörung kann völlig anders zutage treten. Die Langzeitbewältigung der Angststörung und der Angst vor der Angst kann ein Gradmesser des Erfolgs einer Psychotherapie sein und bleibt leider häufig Illusion.

Ich will Sie nicht entmutigen. Wie schon gesagt, für viele ist es gerade zu Beginn der Angststörungen sehr hilfreich, therapeutische Unterstützung zu haben.

Erwarten Sie von einer Therapie keine Wunder! Sie werden die Wirkung der Therapie nicht in Form einer »Erleuchtung« und anderer außergewöhnlicher Erlebnisse erfahren. Auch ist nicht jede Therapie für jeden Patienten gleich gut geeignet, und man findet die richtige Behandlungsmethode nicht selten erst beim zweiten oder dritten Versuch.

Ich würde schon von einem Erfolg sprechen, wenn Sie sich in einer Psychotherapie sozusagen das Handwerkszeug erwerben, um Ihren Ängsten und deren Symptomen gegenüberzutreten, damit umzugehen und die Angst vor der Angst aufzulösen.

Die therapeutische Behandlung kann Ihnen aber auch dabei helfen, eventuell vorhandene Blockaden zu lösen, Ihr Leben zu überdenken und Sie hinführend bei der Auseinandersetzung mit Ihren Konflikten zu begleiten, Ihre Persönlichkeit, die möglicherweise ganz oder zu Teilen verschüttet war, zu entdecken und zu leben.

Der Erfolg einer Therapie hängt sehr davon ab, wie stark Sie sich selbst mit einbringen. Und auch davon, wie stark Ihre Motivation ist, die Sie antreibt, Heilung oder Linderung zu finden.

Ich hatte so manche Angst entwickelt, um mich zu schützen vor Dingen und Situationen, die mir unangenehm waren, die ich am liebsten nicht tun wollte. So eigenartig es sich auch anhört, aber in diesen Fällen war ich nicht wirklich interessiert, sie aufzulösen. Meine Motivation war also ausgesprochen gering. Die folgende kleine Geschichte mag dies verdeutlichen:

Ich erinnere mich, daß ich losgegangen bin in ein Kaufhaus und – bildlich gesprochen – »mit den Händen an den Colts« gedacht habe: »So, wo ist die Angst, was ist so schlimm?« Ich war entschlossen, ihr zu begegnen, mich zu stellen und nicht wieder blind davonzustürmen. Denn wer blind davonstürzt, kann nicht erkennen, was ihn bedroht.

Heute passiert es immer noch, daß ich mit der Gewißheit, die Angst vor der Angst wird mich anfallen, einkaufen gehe. Ich sehe mich schon vorher hilflos dastehen, flüchten. Und siehe da, die Attacke mit den verschiedensten körperlichen Reaktionen erfolgt mit ziemlicher Sicherheit und großer Wucht.

Einkaufen finde ich langweilig, lästig und nervig, damit also kaum geeignet, für mich Motivation im Kampf gegen die Angst vor der Angst zu sein. Diesen Kampf gewinne ich immer nur dann, wenn etwas absolut wichtig ist und ich keine andere Wahl habe.

Wenn Sie bereit sind, sich und Ihr Dasein wirklich einmal kritisch und aus anderen Perspektiven anzuschauen, haben Sie größere Chancen, eine Therapie sinnvoll zu nutzen.

Diejenigen, die ihre Gefühle und die Tatsache, daß sie in ihnen wirksam sind, rigoros ablehnen und an alles ausschließlich rational herangehen wollen, werden geringere Chancen haben.

Lassen sich die Letztgenannten überhaupt auf eine Psychotherapie ein, so findet sich bei ihnen oft eine vage oder keine Erwartungshaltung. So bei Ralph, den ich bei einer Therapie in der Klinik traf. Wir hatten uns angefreundet und unterhielten uns oft.

1984

Kein Wunder, daß Ralph weder Linderung noch Heilung findet. Bei der geringen Lern- und Änderungsbereitschaft! Dabei hat er eine so hohe Hilfserwartung.

Er lügt sich immer noch die Tasche voll. Ich nehme an, er hat noch viel zuviel Angst vor all dem, was sich ihm stellen könnte, wenn er sich verändert, sich mal traute, sich selbst genau anzuschauen und auch anderen gegenüber aus sich herauszukommen. Er geht so viele Kompromisse und Zwänge ein.

Sein selbstgezimmertes Korsett ist ihm scheinbar nicht bewußt, und er klammert sich verzweifelt daran fest, weil es ihn zusammenhält. Sein so oft erwähntes: »So war ich schon immer, und so bin ich nun mal« klingt manchmal aus diesem Gefängnis recht hohl.

Es liegt an Ihnen, Aufklärungsarbeit zu leisten. Erzählen Sie Ihrer Familie, Ihren Freunden, was Sie in der Therapie erlebt haben, lassen Sie die anderen daran teilhaben.

Insbesondere wenn Sie feststellen, daß die Qualität Ihrer Ehe oder Partnerschaft grundlegend zu Ihren Beschwerden beiträgt, lassen Sie Ihren Partner nicht außen vor. Je nach Art der Problematik kann eine gemeinsame Therapie sinnvoll sein.

Eine falsche, also für Sie ungeeignete Therapie kann Ihnen zusätzliche Schuld- oder Versagensgefühle aufbürden, wenn sie nicht von Erfolg gekrönt ist. Viele fühlen sich gegenüber Betreuern, Therapeuten und Ärzten als Versager, wenn deren Bemühungen erfolglos bleiben.

Abschließend noch ein Wort zur stationären Therapie, zum Aufenthalt in Landeskrankenhäusern oder anderen psychosomatischen Kliniken und Einrichtungen:

Vergessen Sie nie, ein Klinikaufenthalt ist immer eine Sondersituation, die Sie »draußen« nicht mehr finden werden. Spätestens ein paar Wochen danach erwarten Ihre Umgebung und/oder Sie selbst, daß Sie sich zurechtfinden und das, was Sie während der Therapie gelernt haben, umsetzen können.

Auskünfte über Adressen von anerkannten Psychotherapeuten und Kliniken erhalten Sie u. a. bei:

Berufsverband Deutscher Psychologen
Heilsbachstraße 22
53123 Bonn

Deutsche Gesellschaft für Verhaltenstherapie
Postfach 13 43
72003 Tübingen

Deutscher Psychosozialer Suchdienst
für psychosoziale Dienstleistungen
Riegelpfad 44
35392 Gießen

Selbsthilfegruppen

Es gibt zunehmend mehr Selbsthilfegruppen. Es kann sehr sinnvoll sein, sich einer solchen anzuschließen. Haben Sie sich einmal dazu entschlossen, werden Sie als erstes feststellen können, daß Sie nicht isoliert sind und mit Ihren Symptomen, Beschwerden und zuweilen auch Höllenqualen nicht allein sein.

Hilfreich und wichtig ist die Möglichkeit, hier wertungsfreie Gespräche über Angst, Panik, sich selbst und Erfahrungen mit anderen führen zu können.

Manche Gruppen üben auch gemeinsam, sich der Angst vor der Angst zu stellen, indem sie gemeinsam oder in Begleitung einkaufen gehen, auf die Straße gehen, U-Bahn fahren, Hochhäuser besteigen etc. Dies wird entweder von Betroffenen in eigener Regie durchgeführt oder unter Anleitung von Psychologen oder Ärzten.

Einige Selbsthilfegruppen möchte ich an dieser Stelle vorstellen:

Emotions Anonymous
EA Kontaktstelle Deutschland
Katzbachstraße 33
10965 Berlin

Emotions Anonymous International
Post Office Box 4245
Saint Paul, Minnesota 55 104 USA

ANGUPAN-SELBSTHILFE
Selbsthilfegruppe für Angst- und Panikpatienten
Hauptkontaktstelle: Waltraud Landthaler,
Hauptstraße 4, 49326 Melle,

und Martina Lückner, Levener Str. 40,
32361 Pr.-Oldendorf sowie
BIKIS, Stapenhorststraße 5, 33615 Bielefeld

NAKOS, Nationale Kontakt- und Informationsstelle zur Anregung und Unterstützung von Selbsthilfegruppen der Deutschen Arbeitsgemeinschaft für Selbsthilfegruppen e. V.
Albrecht-Achilles-Straße 65
10709 Berlin

Auskünfte über Selbsthilfegruppen geben:
SEKIS Selbsthilfe Kontakt- und Infostelle
Albrecht-Achilles-Straße 65
10709 Berlin

MASH
Münchner Angst-Selbsthilfe
Bayerstraße 77a
80335 München

Angstambulanz im Universitätskrankenhaus Eppendorf
Marienstraße 52
20251 Hamburg

Selbsthilfegruppe Agoraphobie
»Straßen- und Platzangst«
Albrecht-Achilles-Straße 65
10709 Berlin

Selbsthilfegruppe Ängste und Phobien
Uhlandstraße 50
60314 Frankfurt

Agoraphobie Selbsthilfegruppe
Kontakt- und Informationsstelle
Carl-Mosters-Platz 4
40477 Düsseldorf

Quellenhinweise

Robert Bly: in: *Connie Zweig/Jeremiah Abrams:* Die Schattenseite der Seele. Wie man die dunklen Bereiche unserer Psyche ans Licht holt und in die Persönlichkeit integriert. Mit freundlicher Genehmigung des Alfred Scherz Verlags, Bern und München 1993.

Wilfried Dogs: Meine Angst – Fluch oder Reichtum. Mit freundlicher Genehmigung des Walter Braun Verlags, Duisburg 1983.

Konstantin Wecker: Was passierte in den Jahren. Mit freundlicher Genehmigung des Global Musikverlags, München 1986.

Friedrich Braasch: Warum Angst? Herderbücherei Band 804. Mit freundlicher Genehmigung des Herder Verlags, Freiburg 1980.

Werner Sprenger: Das macht mir Angst. Wilhelm Heyne Verlag, München. Mit freundlicher Genehmigung des Autors.

Giorgio Nardone/Paul Watzlawick: Irrwege, Auswege, Umwege. Mit freundlicher Genehmigung des Hans Huber Verlags, Bern 1994.

Claudio Kürten: Tue es – jetzt! Mit freundlicher Genehmigung des Autors. In: Jetzt, wann denn sonst? CK-Verlag, München, 1983.

Bernhard Waldenfels: Gesprächspsychotherapie bei Neurosen und psychosomatischen Erkrankungen. Mit freundlicher Genehmigung des Roland Asanger Verlags, Heidelberg 1991.

Weiterführende Literatur

Assagioli, Robert: Die Schulung des Willens. Methoden der Psychotherapie und der Selbsttherapie. Paderborn (Junfermann Verlag) 1984.

Bachmann, Anita: Der neue Therapieführer. Die wichtigsten Formen und Methoden. München (Heyne Verlag) 1992.

Berger, Milton M.: Der Patient ist auch ein Mensch. Menschengerechte Behandlung und Pflege Kranker mit psychischen Problemen. Stuttgart (Hippokrates Verlag) 1987.

Berglas, Steven, und *Baumeister,* Roy F.: Selbstsabotage. Warum Sie selbst Ihr ärgster Feind sind. Hamburg (Kabel Verlag) 1994.

Boyesen, Gerda: Über den Körper die Seele heilen. Biodynamische Psychologie und Psychotherapie. München (Kösel Verlag) 1987.

Bretschneider, Fritz: Verhaltenstraining in Streßsituationen. Stuttgart (Hippokrates Verlag) 1982.

Brocher, Tobias: Zwischen Angst und Übermut. Vom Umgang mit sich selbst. Zürich (Kreuz Verlag) 1985.

Brooks, Charles V. W.: Erleben durch die Sinne. Sensory Awareness. München (dtv) 1991.

Butollo, Willi: Die Angst ist eine Kraft. Über die konstruktive Bewältigung von Alltagsängsten. München (Piper Verlag) 1984.

Colegrave, Sukie: Der Weg durch den Schmerz. Seelenstärke durch Überwindung der schmerzhaften Erfahrungen des Lebens. Bern (Scherz/O.W. Barth Verlag) 1990.

Condrau, Gion, und *Gassmann,* Marlis: Das verletzte Herz. Zur Psychosomatik von Herz-Kreislauf-Erkrankungen. Frankfurt am Main (Fischer Verlag).

Criss, Cia: Loslassen. Der innere Hunger: Wege aus Sucht und Abhängigkeit. (Oesch Verlag) 1991.

Dethlefsen, Thorwald, und *Dahlke,* Rüdiger: Krankheit als Weg. Gütersloh (Bertelsmann) 1993.

Dogs, Wilfried: Meine Angst – Fluch oder Reichtum. Duisburg (Walter Braun Verlag) 1983.

Dongier, Maurice: Neurosen. Formen und Beispiele. Frankfurt am Main (Fischer Taschenbuch Verlag) 1983.

Engel und *Ferguson:* Unbewußte Schuldgefühle. Antworten für alle, die sich immer nur für das Wohlbefinden anderer verantwortlich fühlen, für alle »geborenen Versager«, für alle, die das Leben nicht genießen können, für alle, die in Beziehungen nicht glücklich werden. Zürich (Kreuz Verlag) 1992.

Fensterhein, Herbert, und *Baer,* Jean: Leben ohne Angst. München (Mosaik Verlag) 1980.

Foa, E., und *Wilson,* R.: Hör endlich auf damit. Wie Sie sich von zwanghaftem Verhalten und fixen Ideen befreien. München (Heyne Verlag) 1994.

von Frisch, Karl: Du und das Leben. Einführung in die moderne Biologie. München (dtv) 1991.

Fröhlich, Werner D.: Angst. Gefahrensignale und ihre psychologische Bedeutung. München (dtv).

Galton, L.: Was tun, wenn die Seele schreit. Wie Ihr Körper die Seele beeinflußt. Frankfurt am Main (SV International) 1982.

Geue, Bernd: Wie ich mir die Wirklichkeit zurechtbiege. Zürich (Kreuz Verlag) 1994.

Giese, Eckhard, und *Kleiber,* Dieter (Hrsg.): Im Labyrinth der Therapie. Wege, Chancen, Risiken. München (Heyne Verlag) 1993.

Goleman, Daniel: Lebenslügen. Warum wir uns immer wieder selbst täuschen. München (Heyne Verlag) 1993.

Harrison, John: Liebe deine Krankheit; sie hält dich gesund. München (Hugendubel Verlag) 1988.

Hemminger, H., und *Becker,* V.: Wenn Therapien schaden. Kritische Analyse einer psychotherapeutischen Fallgeschichte. Reinbek (Rowohlt Verlag) 1994.

Henley, Arthur: Angst vor der Angst. Phobien: ihre Ursachen, ihre Überwindung. München (Heyne Verlag) 1990.

Hicklin, Alois: Das menschliche Gesicht der Angst. Zürich (Kreuz Verlag) 1989.

Hobert, Ingfried: Gesundheit selbst gestalten. Wessobrunn (Integral-Verlag) 1993.

Horie, M. und H.: Umgang mit der Angst. Haan (Brockhaus Verlag) 1987.

Horney, Karen: Der neurotische Mensch unserer Zeit. Frankfurt am Main (Fischer Verlag).

Horney, Karen: Unsere inneren Konflikte. Neurosen in unserer Zeit: Entstehung, Entwicklung und Lösung. München (Kindler Verlag) 1973.

Huber, Fred: Vernünftig leben – aber wie? Ein Kompendium der Fach- und Selbsttherapie. (Info-Verlag) 1994.

Jack, Dana C.: Immer hab ich mich dir angepaßt. Wenn Frauen ihr Selbst zum Schweigen bringen. Über weibliche Depression. München (Heyne Verlag) 1993.

Jacoby, Mario: Scham-Angst und Selbstwertgefühl. Ihre Bedeutung in der Psychotherapie. (Walter Verlag) 1991.

Jeffers, Susan: Selbstvertrauen gewinnen. Die Angst vor der Angst verlieren. München (Kösel Verlag) 1992.

Langs, Robert: Die psychotherapeutische Verschwörung. Frankfurt am Main (Fischer Taschenbuch Verlag) 1994.

Lauster, Peter: Stärkung des Ich. Die zweite Geburt der Selbstwerdung. Düsseldorf (ECON Verlag).

Leidig, Stefan: Nur keine Panik. So lernen Sie, mit Ihren Ängsten umzugehen. München (Heyne Verlag).

Lowen, Alexander: Angst vor dem Leben. Über den Ursprung seelischen Leidens und den Weg zu einem reicheren Dasein. München (Kösel Verlag) 1981.

Marcuse, Herbert: Der eindimensionale Mensch. Studien zur Ideologie der fortgeschrittenen Industriegesellschaft. München (dtv) 1994.

Marks, Isaac: Ängste. Berlin usw. (Springer Verlag) 1993.

Mentzos, Stavros (Hrsg.): Angstneurose. Psychodynamische und psychotherapeutische Aspekte. Frankfurt am Main (Fischer Taschenbuch Verlag) 1992.

Morrison, Philip und Phylis: Das Geheimnis unserer Wahrnehmung. München (Droemer Knaur Verlag) 1988.

Mulack, Christa: ... und wieder fühle ich mich schuldig. Ursachen und Lösung eines weiblichen Problems. Zürich (Kreuz Verlag) 1993.

Nuber, Ursula: Die verkannte Krankheit: Depression. Wissen, behandeln, mit der Krankheit leben. Zürich (Kreuz Verlag) 1992.

Olbricht, Ingrid: Alles psychisch? Der Einfluß der Seele auf unsere Gesundheit. München (Kösel Verlag) 1989.

Rapoport, Judith L.: Der Junge, der sich immer waschen mußte. Wie Zwänge den Tag beherrschen. München (Goldmann Verlag) 1990.

Richter, Horst-Eberhard: Umgang mit der Angst. Hamburg (Hoffmann und Campe Verlag) 1992.

Riemann, Fritz: Grundformen der Angst. Eine tiefenpsychologische Studie. München (Ernst Reinhardt Verlag) 1985.

Rost, W., und *Schulz,* Angelika: Warum immer das Schlimmste befürchten? Wenn dunkle Ahnungen das Leben schwer machen. Stuttgart (Südwest Verlag) 1994.

Rubin, T. I.: Leben – hier und jetzt! Selbsthilfeprogramm gegen die Zivilisationskrankheiten der Psyche. (Wunderlich Verlag) 1982.

Schellenbaum, Peter: Abschied von der Selbstzerstörung. Befreiung der Lebensenergie. Zürich (Kreuz Verlag) 1987.

Schellenbaum, Peter: Die Wunde der Ungeliebten. Blockierung und Verlebendigung der Liebe. München (dtv) 1991.

Schneidrzik, Willi E. J.: Nervosität muß nicht sein. Wie sie sich zeigt und wie man ihr beikommt. München (Ariston Verlag) 1985.

Seifert, T., und *Waiblinger,* A. (Hrsg.): Therapie und Selbsterfahrung. Einblick in die wichtigsten Methoden. Zürich (Kreuz Verlag) 1986.

Seifert, T., und *Waiblinger,* A.: Die 50 wichtigsten Methoden der Psychotherapie, Körpertherapie, Selbsterfahrung und des geistigen Trainings. Zürich (Kreuz Verlag) 1993.

Sharpe, R., und *Lewis,* D.: Angstblockaden. Düsseldorf (ECON Verlag) 1990.

Sharpe, R., und *Lewis,* David: Glücklicher ohne Angst. Ein Trainingsbuch für jeden. München (Ehrenwirth Verlag) 1982.

Sheehan, David: Angst. Die heimliche Krankheit. München (Heyne Verlag) 1989.

Weber, Walter: Der Mensch ist mehr als sein Körper. Psychosomatische Beschwerden sind heilbar. München (Herbig Verlag) 1991.

Weeke, Claire: Selbsthilfe für Ihre Nerven. Ein Ratgeber zur Überwindung der Angst und Wiedererlangung seelischer Kräfte. Bergisch Gladbach (Bastei-Lübbe Verlag) 1986.

Wolpe, Joseph: Unsere sinnlosen Ängste. Wege zu ihrer Überwindung. Düsseldorf (ECON Verlag) 1984.

Woltersdorf, Hans Werner: Denn der Geist ist's, der den Körper baut. Die Irrtümer des wissenschaftlichen Materialismus. München (Langen Müller Verlag) 1991.

Zois, Christ, und *Fogarty,* Patricia: Wenn die Seele schlapp macht. Selbsthilfe mit Methoden der Kurzzeittherapie. Hamburg (Kabel Verlag) 1994.

Zweig, Connie, und *Abrams,* Jeremiah (Hrsg.): Die Schattenseite der Seele. Wie man die dunklen Bereiche unserer Psyche ans Licht holt und in die Persönlichkeit integriert. Bern und München (Scherz Verlag) 1993.